소아과에
가기 전에

Copyright ⓒ 2019 by Freedom to Dream/Seoul Medical Books & Publishing.
What to Know Before Seeing Your Pediatrician: An Illustrated Guide for Parents
Copyright ⓒ 2016. All Rights Reserved. Published by arrangement with the original publisher, HATHERLEIGH PRESS.

이 책의 한국어판 저작권은 HATHERLEIGH PRESS 사와 독점 계약한 꿈꿀자유 서울의학서적에 있습니다.
저작권법에 의해 한국 내에서 보호를 받는 저작물이므로 무단 전재와 복제를 금합니다.

소아과에
가기 전에

피터 정 지음 • 베키 서 김 그림
서울아동병원 의학연구소 옮김

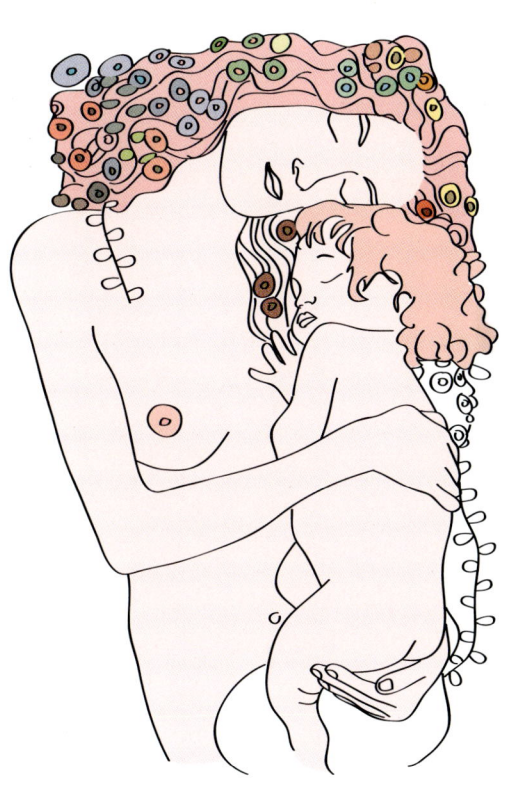

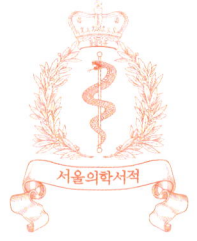

감사의 말

이 책을 나의 가족과 더 훌륭한 소아청소년과 의사가 되는 방법을 가르쳐준 모든 어린이들에게 바칩니다.

— 피터 정 (Peter Jung)

아낌없는 사랑과 격려로 이 책과 제가 이룬 모든 것들을 가능하게 해준 남편과 가족들에게. 사랑해요!

— 베키 서 김 (Becky Seo Kim)

목차

들어가며 8

제1장 • 병원체 9

제2장 • 발열 21

제3장 • 예방접종 35

제4장 • 감기 47

제5장 • 중이염 73

제6장 • 감기의 다른 합병증들 93

제7장 • 위장관염(구토와 설사) 107

제8장 • 아픈 뒤에는 언제 학교에 갈 수 있을까? 126

결론 133

옮긴이의 말

어린이를 진료한 지가 임상강사 1년, 대학 교수 생활 15년, 서울아동병원 네트워크 15년을 더해 30년이 넘었습니다. 제 삶에 있어서 의미를 생각한다면 단연 서울아동병원 네트워크를 시작한 것입니다. 서울아동병원 네트워크라는 이름 아래 모인 의사들은 몸이 아픈 어린이와 보호자들께 도움이 되도록 진료의 양과 질을 크게 개선한다는 목표를 세웠습니다. 동시에 보다 폭넓게 사회에 기여하는 방법이 없을까 모색했습니다. 의사로서 가장 잘 할 수 있는 것, 현재 우리 사회에 가장 필요한 것은 올바른 의학 지식과 육아 정보를 전달하는 것이라는 결론을 얻었습니다. 저희가 도서출판 꿈꿀자유/서울의학서적과 손잡고 〈서울아동병원 의학연구소〉라는 명칭으로 출판 사업을 시작하게 된 사연입니다.

그간 《거뜬히 이겨내기》 시리즈로 《야뇨증과 변비 거뜬히 이겨내기》, 《우리 아이 성조숙증 거뜬히 이겨내기》, 《초보육아 거뜬히 이겨내기》를 펴냈습니다. 한편 《육아 소아과 수업(0~12개월)》, 《육아 소아과 수업(12~36개월)》, 《EBS 육아대백과: 소아과 편》 등에도 참여했습니다. 모두 지식 사회 만들기에 작게나마 일조를 했다고 자부합니다.

이번에 서울의학서적에서 펴내는 번역서 《소아과에 가기 전에》는 그야말로 의사와 아기를 키우는 부모님들 사이에 정보 소통을 위한 귀중한 도구가 될 것으로 확신합니다. 아이들이 아플 때 소아청소년과 의사들은 최선을 다해 설명하고, 부모님들은 열심히 귀를 기울여 듣습니다. 하지만 부모들의 궁금증은 풀리지 않고, 때로는 더욱 불안해지며, 심지어 오해를 불러일으키는 경우도 많습니다. 이해와 공감과 소통을 이끌어내는 대화가 되지 못하고, 일방적 정보 전달에 그친 것입니다. 이런 일이 벌어지는 가장 큰 이유는 부모님들이 가진 의학 지식과 소아청소년과 전문의의 지식 사이에 격차가 크기 때문입니다. 물론 의사들이 다양한 소통 전략을 개발해야 합니다. 하지만 우리 의료 현장은 기초부터 차근차근 설명을 해드리기에는 여러 가지 제약이 따르는 것이 사실입니다. 부모님들이 단편적인 지식 말고 가장 기초가 되는 인체의 작동 원리를 조금만 이해한다면 지식 격차가 삽시간에 크게 줄어들 수 있습니다.

이 책은 자녀를 키우며 가장 흔히 부딪히는 문제를 알기 쉬운 그림을 이용하여 기초부터 차근차근 설명합니다. 그림과 글이 단순명료하여 누구나 쉽게 이해할 수 있고, 진료 현장에서 활용하기에도 안성맞춤입니다. 미국에서 출간된 책이지만 저자와 일러스트레이터 모두 우리 한국인 2세라 더욱 친근하게 느껴지기도 합니다. 이 책이 많은 부모님들께 읽히고 진료 현장에서 사용되어 우리 사회의 가장 필요한 분야에서 지식격차를 해소하는 데 효과적인 도구가 되었으면 합니다.

- 2019년 6월 대표역자 이창연

들어가며

소아청소년과 의사의 가장 중요한 역할은 좋은 교육자가 되는 것이라고 항상 생각해왔다. 부모들이 감기와 열과 병원체에 대해 확실히 알고 있으면 불안하지 않을뿐더러 불필요하게 의사를 찾을 일도 없다. 짧지 않은 시간 동안 환자를 보면서 자녀에게 무슨 일이 일어나고 있는지 엄마 아빠가 쉽게 이해할 수 있도록 재미있는 예와 비유를 들어 설명하는 방법을 익히게 되었다. 또한 부모들은 즉석에서 간단한 그림을 그려주면 집에 가서도 중요한 요점을 좀처럼 잊어버리지 않았다.

사실 간단한 그림은 생각보다 훨씬 강력한 힘을 발휘한다. 보호자들은 내가 그린 변변치 않은 그림을 소중히 집으로 가져가 배우자나 다른 가족들에게 자녀가 어떻게 아픈지 설명해주곤 했던 것이다. 이런 모습을 보면서 그림책 형식을 빌어 소아과학의 기초적인 지식을 설명해주면 어떨까 하는 아이디어를 떠올렸다. 운 좋게도 머릿속에 떠오른 생각들을 고스란히 종이 위에 옮겨주는 그래픽 디자인의 귀재를 만날 수 있었다. 그녀의 그림이 내가 그린 것보다 훨씬 정확하고 아름답다는 것은 두말할 필요조차 없다!

이 책에 실린 그림들은 내가 어린이 환자들을 보면서 얻은 지혜와 지식을 알기 쉽고 생생하게 전해준다. 그렇다고 자녀를 키우면서 마주치는 모든 질병을 망라한 종합적인 안내서나, 위급한 상황에서 즉시 찾아볼 수 있는 지침서를 쓰고자 했던 것은 아니다. 처음부터 차근차근 읽으면서 기본적인 지식을 쌓다 보면 어느새 자녀가 아플 때 그 작은 몸속에서 어떤 일이 벌어지고 있는지 확실히 이해할 수 있도록 하는 데 초점을 맞추었다.

궁극적인 목표는 이 책을 읽은 모든 엄마와 아빠들이 의사를 방문했을 때 더 많은 것을 얻을 수 있도록 하려는 것이다. 이 책을 읽고 아이가 열이 나거나 기침을 할 때 보다 편안한 마음으로 대처할 수 있다면 더 바랄 것이 없겠다.

— 소아청소년과 전문의 피터 정

GERMS

제1장

병원체

어린이가 아프다는 현상을 이해하려면 먼저 병원체를 이해해야 한다. 건강한 어린이를 감염시키는 병원체는 크게 두 가지로 **세균**과 **바이러스**다. 진균(곰팡이)과 기생충도 감염을 일으키지만 훨씬 드물어, 일반적인 논의에는 포함시킬 필요가 없을 것이다.

세균과 바이러스의 차이점을 알아두면 언제 자녀를 집에서 돌봐도 좋은지, 언제 의사에게 데려가야 하는지 판단하는 데 도움이 된다. 또한 언제 항생제를 써야 하고, 언제 쓰지 않아도 되는지 이해하는 데도 도움이 된다. 항생제는 꼭 필요할 때만 써야 한다. 설사나 알레르기 반응 등 원치 않은 부작용이 생길 수 있기 때문이다.

항생제도 종류가 여러 가지다. 올바른 항생제를 선택하는 것은 신체의 어느 부위에 감염이 생겼는지, 어떤 종류의 세균이 의심되는지에 달려 있다.

세균과 바이러스

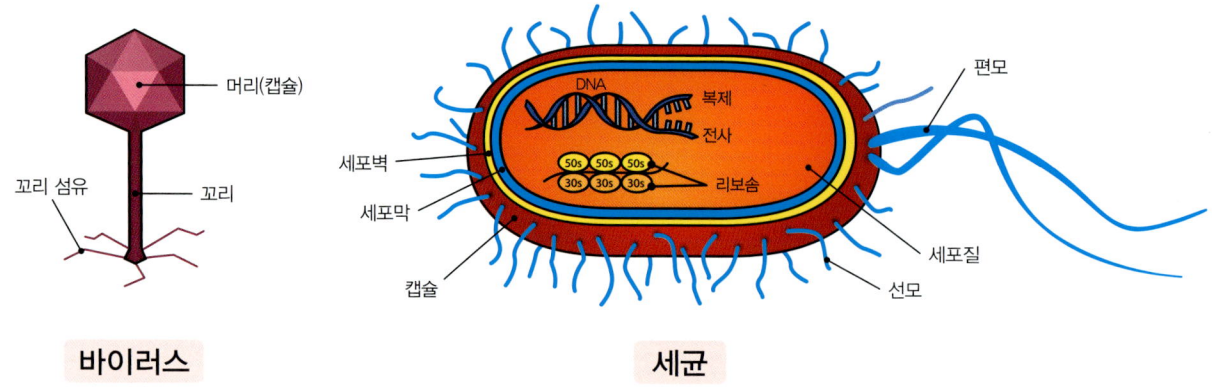

어린이에게 질병을 일으키는 병원체 중 가장 중요한 두 가지는 세균과 바이러스다.

위 그림은 바이러스와 세균의 중요한 차이점을 보여준다. 단, 이 그림은 크기를 정확히 표시하지는 않았다. 보통 세균이 바이러스보다 평균 10배 정도 더 크다. 또한 세균은 바이러스에 없는 세포 내 소기관과 기타 요소들을 지니고 있다.

항생제는 세균의 다양한 부위를 공격해서 효과를 나타낸다. 그런데 이 부위들은 바이러스에는 존재하지 않는다. 즉, 항생제는 세균에는 듣지만 바이러스에는 아무 소용도 없다. **바이러스 때문에 아픈 어린이에게 항생제를 처방해서는 안 되는 이유가 바로 여기에 있다. 아무 도움이 되지 않는다!** 또한 바이러스 감염이 세균 감염보다 훨씬 흔하기 때문에 대부분의 감염증에는 항생제가 필요 없다.

사실 항생제란 단어는 좀 혼란스럽다. 때때로 바이러스나 진균을 치료하는 약물도 "항생제"라고 부르기 때문이다. 틀린 표현은 아니지만 항바이러스제 또는 항진균제라고 부르는 편이 더 정확하다. 이 책에서는 항세균제, 즉 세균 감염을 치료하기 위해 사용되는 약만을 항생제라고 부를 것이다. 다른 곳에서도 대부분 이런 의미로 사용한다.

질병을 일으키는 세균은 매우 다양하다

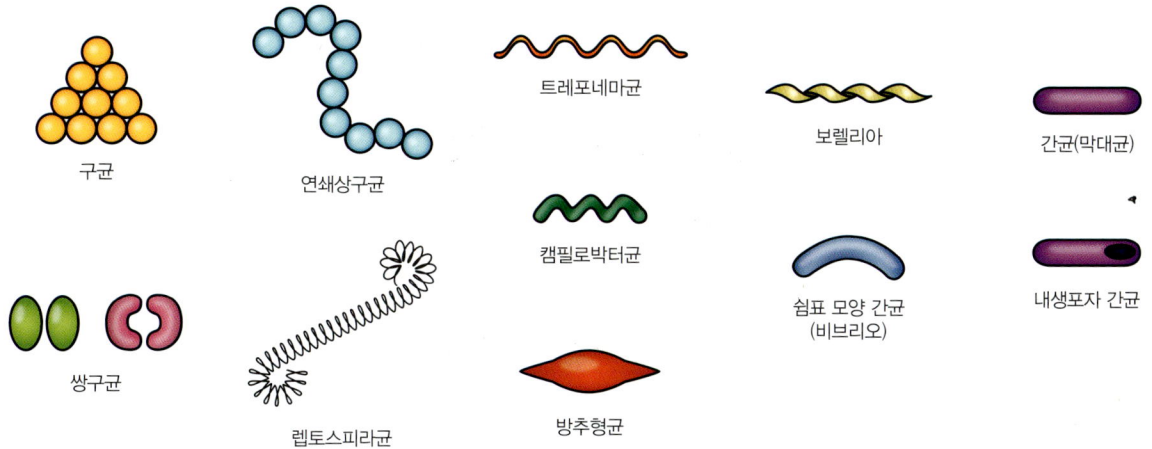

사람에게 질병을 일으키는 세균을 **병원성이 있다고 한다. 모든 세균 중 인간에게 질병을 일으키는 것은 극히 일부에 불과하다. 하지만 병원성 세균만 따져도 종류가 상당히 다양하다.** 위 그림에 나와 있는 세균들 외에 다른 종류도 많다. 하지만 구조적으로는 모든 세균이 비슷하다. 비슷한 구성 요소로 이루어져 있다는 뜻이다.

각각의 세균이 살기에 적합한 환경 또한 매우 다양하다. 어떤 세균은 우리의 위장관만 공격하여 구토와 설사를 일으키는가 하면, 귀를 집중적으로 공격하여 중이염을 잘 일으키는 세균도 있다. 또 다른 녀석들은 피부를 공격하여 통증이 심한 종기와 피부 감염을 일으키기도 한다. 많지는 않지만 다양한 환경 어디서나 잘 적응하여 번식하는 세균도 있다.

몸이 아픈 원인이 세균이라고 생각된다면 어떤 세균인지 밝혀내는 것이 가장 먼저 할 일이다. 그 결과에 따라 어떤 항생제로 치료할 것인지 결정할 수 있기 때문이다.

항생제는 세균의 특정 부위를 공격한다

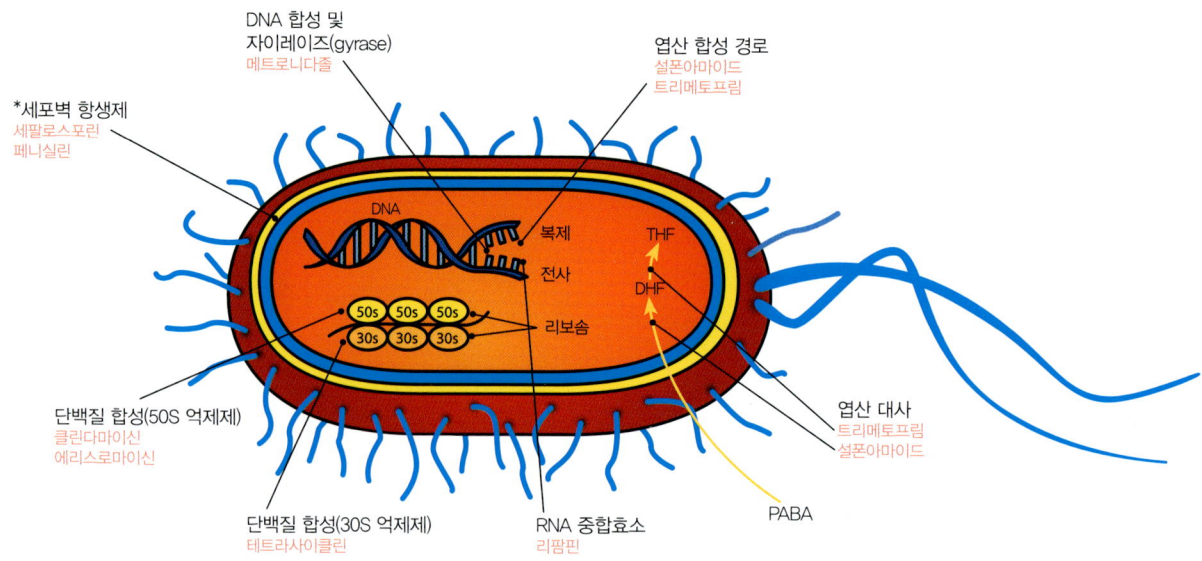

* 항생제의 계열은 검은색, 각각의 항생제는 빨간색으로 표기했다.

세균 감염이 생겼다면 대개 병과 싸우는 과정을 돕기 위해 항생제를 투여해야 한다. 일부 세균성 질환은 약을 쓰지 않고 저절로 좋아지는 수도 있지만, 약을 쓸 것인지 말 것인지는 의사의 도움을 받아 신중하게 결정해야 한다.

세균에 다양한 종류가 있기 때문에 세균 감염을 치료하는 항생제에도 다양한 종류가 있다. 위 그림에 나타낸 다양한 계열의 항생제는 각각 세균의 서로 다른 부위를 공격한다. 같은 계열에 속하는 항생제들은 비슷한 방식으로 효과를 나타낸다.

어떤 항생제를 쓸 것인지 결정할 때, "언제나, 누구에게나 맞는 방법"은 없다. 어린이가 세균에 감염되었다면 그때그때 어떤 세균이 의심되는지, 어떤 항생제를 쓰는 것이 가장 좋을지 결정해야 한다. 한 가지 세균에 잘 듣는 항생제가 다른 세균에는 전혀 듣지 않는 경우가 종종 있기 때문이다.

일반적으로 의심되는 세균에 가장 잘 듣는 항생제 중 가격이 가장 저렴하고, 부작용을 일으킬 가능성이 가장 적은 항생제를 사용해야 한다.

혈관은 세균에게 고속도로나 마찬가지다

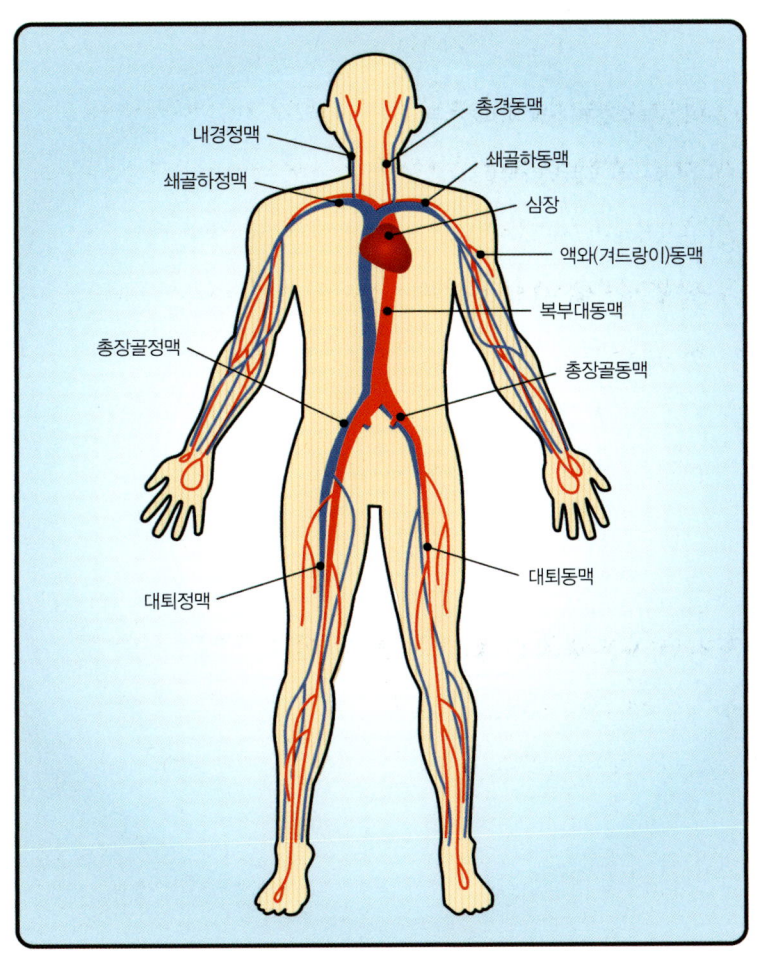

또 하나 어린이를 치료할 때 매우 중요한 요소는 어느 부위에 감염이 발생했는지 알아내는 것이다. 세균은 동물이나 다른 사람, 감염된 물체나 표면, 심지어 자신의 몸과 접촉함으로써 우리 몸속에 들어온다. 혈관은 세균에게 고속도로나 마찬가지다. 몸속에 들어온 세균은 일단 혈관에 도달하기만 하면 혈관을 따라 몸속 어디든 돌아다니면서 어떤 부위라도 감염시킬 수 있다.

몸속 어디에 감염이 발생했는지 알면 어떤 항생제를 써야 할지 결정하는 데 큰 도움이 된다. 특정 부위가 감염되었을 때 어떤 항생제는 다른 항생제에 비해 그 속으로 훨씬 더 잘 들어갈 수 있기 때문이다.

똑같은 병원체가 여러 가지 모습으로 나타날 수 있다

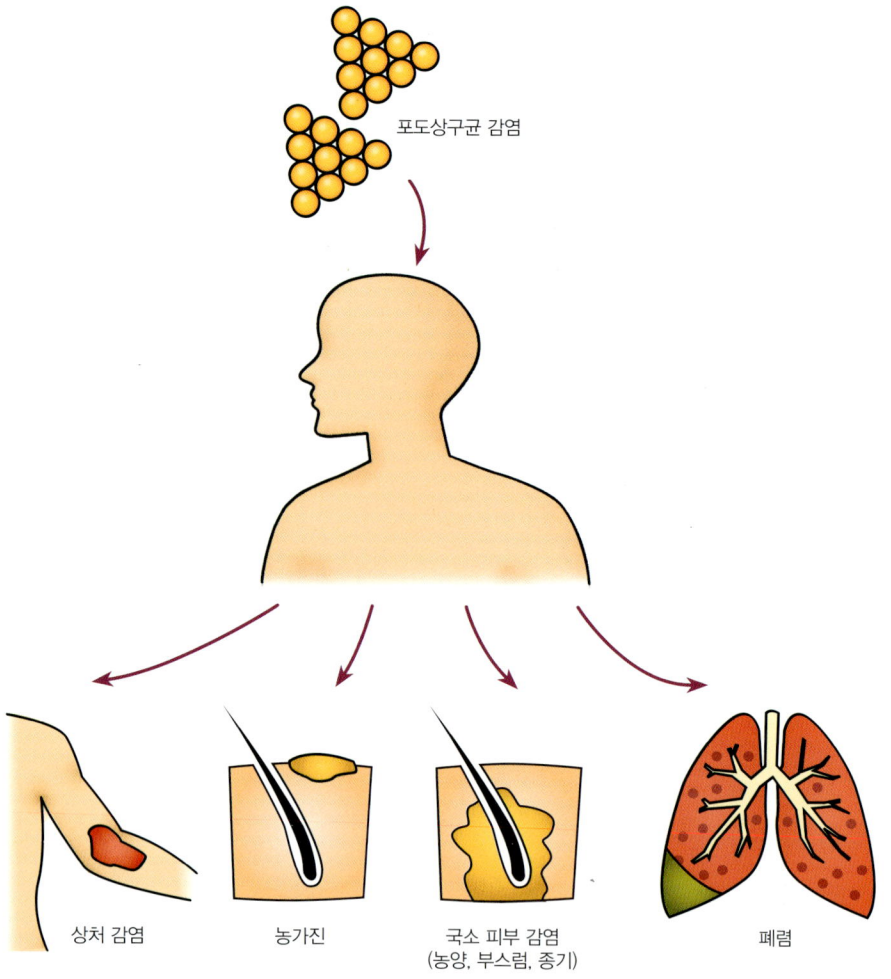

병원체는 외부 접촉 또는 혈관이나 체내 다른 계통을 통해 다양한 부위를 침범할 수 있다. **같은 병원체라도 어떤 기관을 침범했는지에 따라 다양한 감염병으로 나타날 수 있다.**

예를 들어, 포도상구균은 폐를 침범하여 폐렴을 일으킬 수도 있지만, 다양한 피부 감염을 일으킬 수도 있다. 이때도 피부의 어떤 부위를 침범했는지에 따라 상처 감염, 국소 피부 감염, 농가진 등으로 다양하게 나타난다. 이런 감염병은 포도상구균이 우리 몸을 침범했을 때 흔히 볼 수 있는 병들이지만, 사실 포도상구균은 어떤 장기든 침범할 수 있다.

몸속에는 건강에 이로운 세균도 많다

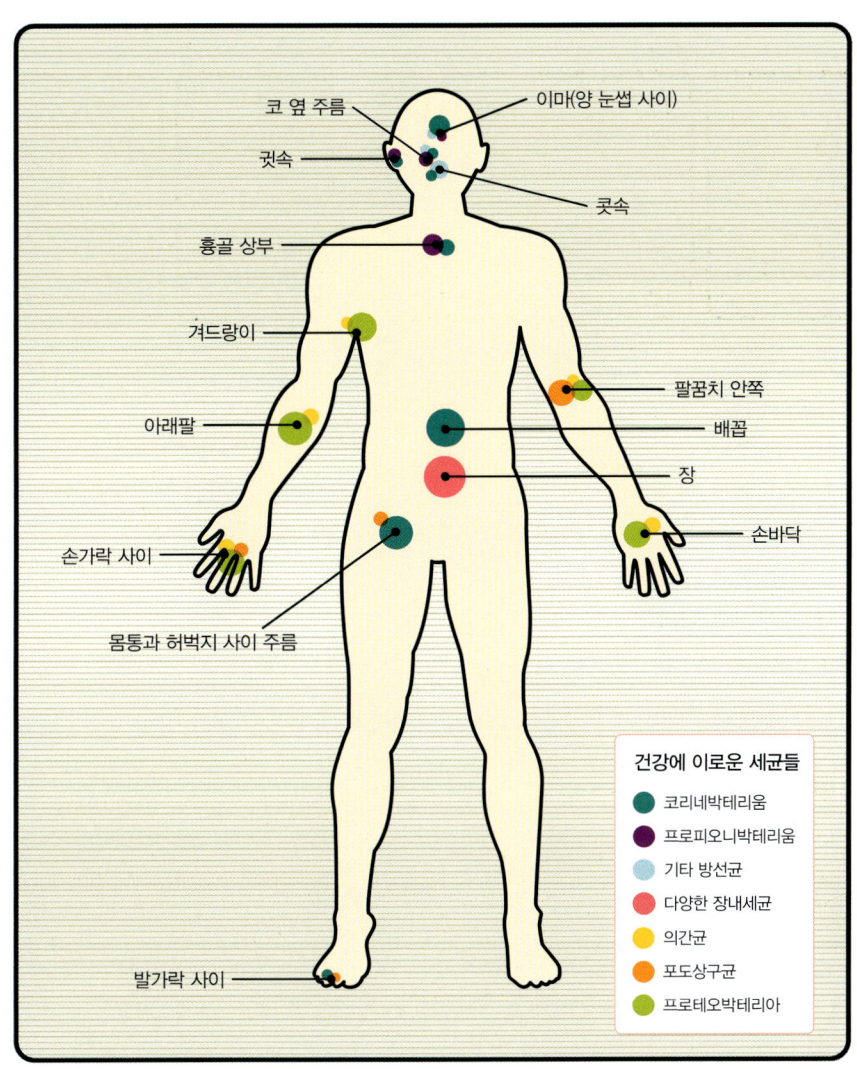

모든 세균이 해롭지는 않다는 사실을 알아둘 필요가 있다. 사실 **우리 몸은 이로운 세균들과 항상 협력하면서 건강을 유지한다.** 놀랍게도 몸속, 그리고 몸 위를 뒤덮고 있는 세균 세포의 수를 모두 합치면(이로운 세균과 해로운 세균 모두) 우리 몸을 구성하는 인간 세포의 10배에 달한다.

건강에 이로운 세균들은 산도pH를 유지하고, 건강에 해로운 세균이 증식하지 못하게 막아주며, 소화를 비롯한 다양한 신체 기능을 돕는다.

항생제는 소화를 돕는 이로운 세균들도 죽인다

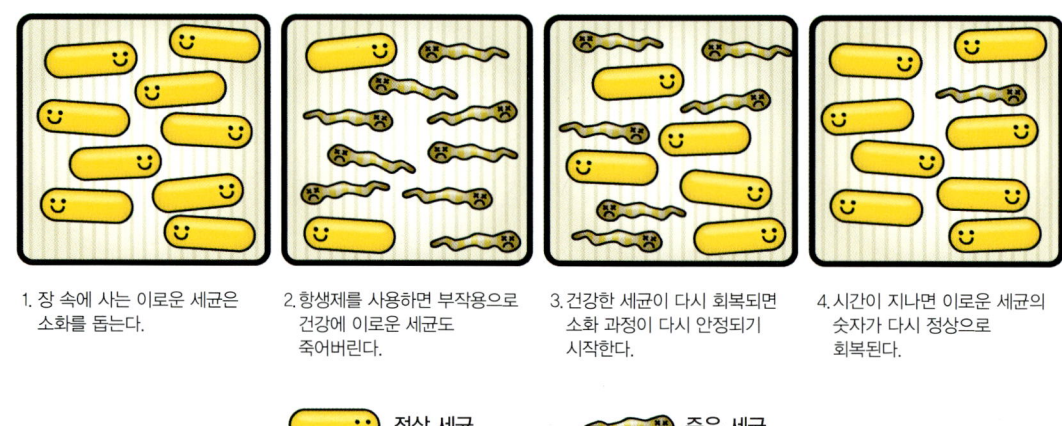

1. 장 속에 사는 이로운 세균은 소화를 돕는다.
2. 항생제를 사용하면 부작용으로 건강에 이로운 세균도 죽어버린다.
3. 건강한 세균이 다시 회복되면 소화 과정이 다시 안정되기 시작한다.
4. 시간이 지나면 이로운 세균의 숫자가 다시 정상으로 회복된다.

정상 세균   죽은 세균

특히 우리 장 속에는 이로운 세균들이 많이 살면서 소화를 돕는다. 항생제를 복용하면 부작용으로 흔히 설사가 생긴다. **항생제를 먹으면 병을 일으킨 나쁜 세균들뿐만 아니라 장 속에 사는 이로운 세균들까지 죽기 때문이다.** 항생제를 복용한 후에 소화가 안 되거나 설사를 했다면, 이는 장 속에 이로운 세균들이 다시 늘어난 뒤에야 회복된다.

항생제의 흔한 부작용 중 또 한 가지는 피부에 진균 감염이 생기는 것이다. 원래 피부에는 이로운 세균들이 살면서 진균 감염을 막아준다. 항생제를 쓰면 이로운 세균이 죽으면서 진균이 피부의 "빈 틈"을 공격하기 쉬워지는 것이다.

항생제는 생명을 구할 수 있는 약이지만 부작용이 생길 수 있으므로 신중하게 사용해야 한다.

몸속에 사는 세균이 다른 곳으로 옮겨가면 감염을 일으킬 수 있다

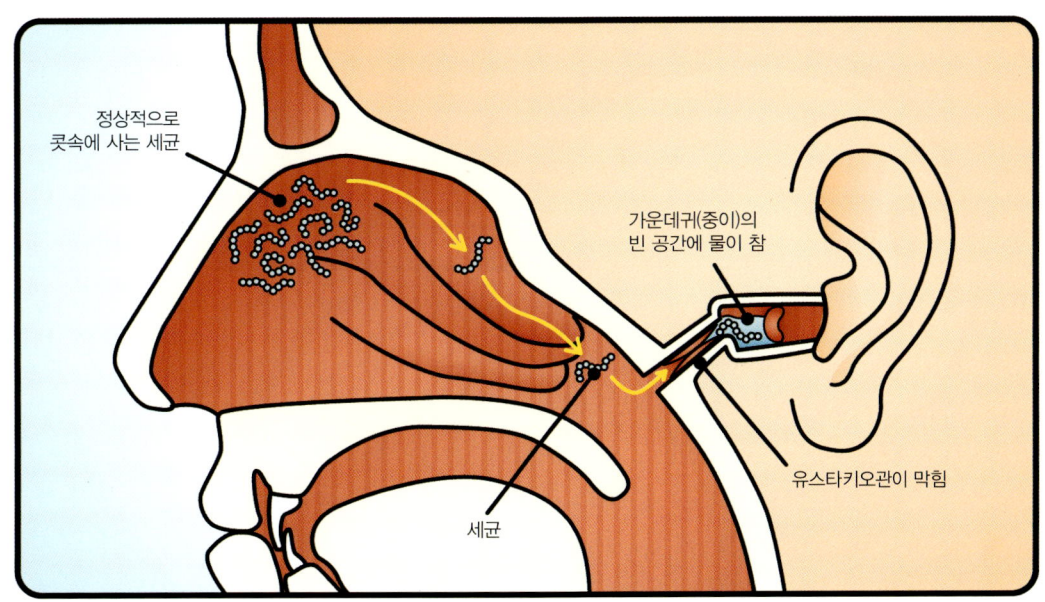

　어떤 세균들은 우리 몸의 특정 부위에 자리잡고 우리와 사이 좋게 살아간다. 하지만 이런 세균도 다른 부위로 옮겨가면 문제를 일으킬 수 있다.

　예를 들어, 콧속에는 많은 세균이 살고 있다. 이들은 콧속에 머무르는 한 아무런 해를 끼치지 않는다. 하지만 콧속에 살던 세균이 유스타키오관을 타고 중이(中耳)로 올라가면 중이염이 생길 수 있다. **이렇게 우리 몸의 특정 부위에 살던 세균이 다른 부위로 "옮겨가" 생기는 감염도 많다.**

　또 다른 예로 피부 감염을 들 수 있다. 피부 감염을 일으키는 세균은 그전부터 우리 몸에서 살고 있었던 경우가 많다. 피부를 베거나 긁히면 세균들이 그 틈으로 들어가 피부 밑에서 증식하여 피부 감염이 생기는 것이다.

　부모들은 종종 의사에게 자녀가 어디서 세균에 감염되었냐고 묻는다. 물론 동물이나 다른 사람, 또는 지저분한 물체나 표면에 접촉하여 감염되는 경우도 있지만, 많은 경우 감염은 어린이의 몸에 살고 있던 세균들이 일으키는 것이다!

항생제를 남용하면 항생제 내성이 생길 수 있다

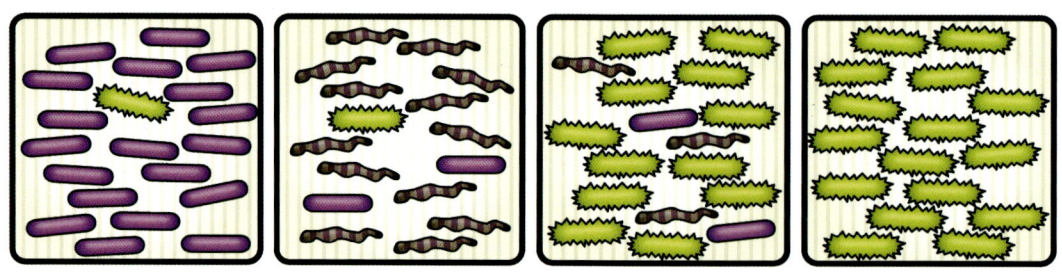

1. 세균들 속에 적은 수의 내성균이 존재한다.
2. 항생제를 투여하면 대부분의 세균이 죽지만 내성균은 살아남는다.
3. 살아남은 내성균은 그 부위에서 활발하게 증식한다.
4. 시간이 지나면 내성균이 그 부위를 완전히 차지하게 된다.

정상 세균 죽은 세균 내성균

항생제의 또 다른 문제는 **시간이 지나면서 내성균이 나타날 수 있다**는 점이다. 동일한 항생제를 반복해서 사용하면 몸속에 사는 수많은 세균에 자연 선택 과정이 작용하여 결국 그 항생제에 내성을 지닌 세균만 살아남는다.

콧속에 사는 세균들을 생각해보자. 세균들 중 95퍼센트는 아목시실린이란 항생제를 사용하면 죽지만, 5퍼센트는 아목시실린에 내성이 있어 살아남는다고 가정해보자(실제로는 더 강력한 항생제를 쓰면 죽일 수 있다).

아목시실린을 쓸 때마다 95퍼센트를 차지했던 내성이 없는 세균은 서서히 줄어들고, 5퍼센트를 차지했던 내성균은 천천히 늘어난다. 오랜 시간이 지나면 결국 콧속에는 아목시실린에 내성을 지닌 세균들만 남는다.

이렇게 콧속에 진을 치고 살던 항생제 내성균이 어느 날 몸속 다른 부위로 "이사를 가서" 감염을 일으키면 어떻게 될까? 이런 감염은 아목시실린에 내성이 있기 때문에 치료하기가 훨씬 어렵다. 더 강력한 항생제가 필요한데, 보통 강력한 항생제는 부작용이 생길 가능성도 더 높다.

항생제 내성균은 보통 한두 가지 항생제에 대해서만 내성을 갖는다. 걱정스러운 것은 모든 항생제에 내성을 갖는 세균이 점점 늘어난다는 사실이다. 이런 세균이 감염을 일으키면 마땅한 치료 방법이 없다. 지금 이 순간에도 새로운 항생제들이 개발되고 있지만, 개발 속도는 내성균이 생기는 속도를 쫓아가지 못한다. 항생제를 신중하게 사용하여 내성균이 생기지 않도록 막는 것은 모든 국가들이 협력해야 할 전 세계적인 보건의료 문제다.

이렇게 내성균이 생길 수 있기 때문에 의사는 항생제를 신중하게 선택해야 한다. 감염을 일으키지 않고 평화롭게 살아가는 세균들에게 미치는 영향을 최소화하면서 "나쁜" 세균만 죽이는 항생제를 써야 하는 것이다.

이것만은 기억합시다

✓ 세균과 바이러스는 전혀 다른 병원체다.
✓ 항생제는 바이러스에 듣지 않으므로 세균에게만 사용해야 한다.
✓ 항생제를 사용할 때 "누구에게나 맞는 방법"은 없다.
✓ 항생제는 원치 않는 부작용을 최소화하고 내성균이 생기지 않도록 신중하게 사용해야 한다.

항생제는 적절히 사용하면 생명을 구할 수 있는 강력한 무기이지만, 부적절하게 사용하면 원치 않는 부작용과 항생제 내성을 일으킬 수 있다.
항생제는 세균의 특정 부위만을 표적으로 하기 때문에 바이러스에는 듣지 않는다. 어린이에게 생기는 감염증은 대부분 바이러스에 의한 것으로, 시간이 지나면 저절로 좋아진다. 항생제를 쓸 필요가 없고, 항생제를 써도 듣지 않는다.

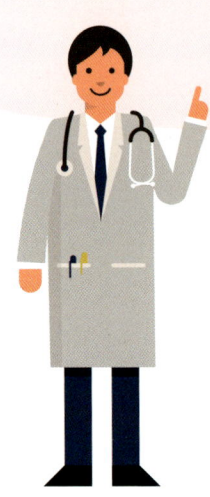

FEVER

제2장

발열

소아과 의사가 가장 자주 보는 환자는 열이 나는 어린이들이다. **발열이란 체온이 38°C 이상인 경우를 말한다.** 아이의 체온이 38°C에 가까워지면 걱정에 사로잡힌 부모들이 병원을 찾는 일이 많다.

반가운 소식이 있다. 대부분의 경우 발열은 위험하지 않다! 물론 체온이 **42°C**를 넘으면 위험할 수도 있지만, 이렇게 높은 열은 소아과 의사라고 해도 그리 자주 보지 못한다.

그러나 38~41°C 정도의 열은 모든 소아과 의사가 하루에도 몇 번씩 본다. 이 정도 열이 나서는 뇌에 아무런 문제가 생기지 않는다. 열이 나면 경기를 할 수 있다는 말을 듣고 걱정하는 부모들이 많다. 하지만 단순한 **열성 경련**(발열과 함께 나타나는 경련)은 위험하지 않으며, 나중에 합병증이 생기는 일도 거의 없다. 물론 열성 경련이 아닌 경련은 심각하다.

발열은 자연적이며 건강한 면역 반응이다. 열이 무엇인지 확실히 알아 두면 다음번에 아이가 아플 때 공포에 사로잡히지 않고, 불필요하게 병원에 가는 일도 줄어들 것이다.

열은 어떻게 생길까?

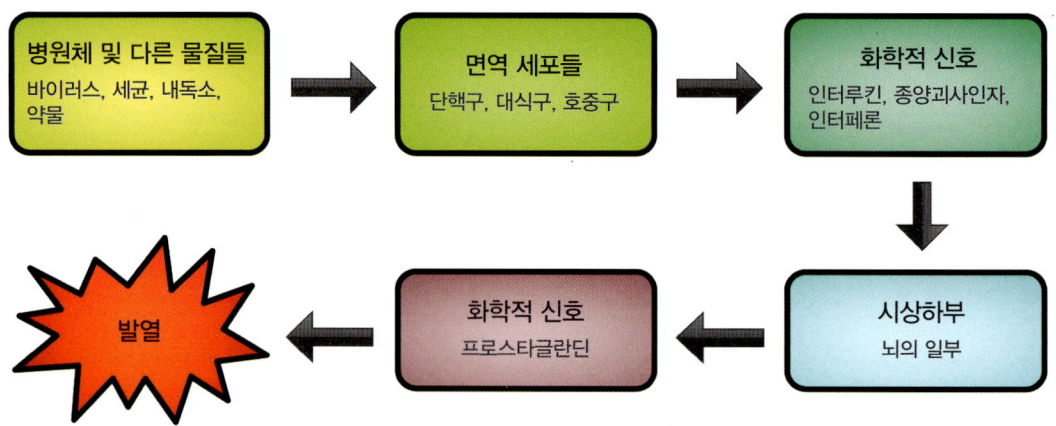

발열이란 일련의 화학적 신호를 뇌에서 조화롭게 조절하는 과정이다. 발열은 보통 병원체(또는 외부에서 유래한 다른 물질들)가 몸속에 들어오면서 시작된다. **우리 몸에서는 면역계가 병원체와 보다 효과적으로 싸울 수 있도록 의도적으로 체온을 올린다.** 다시 말해서 열은 **병원체를 물리치는 데 도움이 된다.**

그렇다면 열을 떨어뜨리지 말고 그대로 두어야 하는 것 아닐까? 해열제는 아예 쓰지 말아야 할까? 좋은 질문이다!

어린이가 힘들어하지 않고, 물이나 다른 음료를 마셔 탈수되지 않을 수 있다면 해열제를 아예 쓰지 않는 편이 나을 수도 있다.

그러나 열이 나면 보채거나 힘없이 축 늘어져 물조차 마시지 않으려는 어린이가 많다. 이렇게 되면 금방 탈수되어 버린다. 따라서 열이 병원체를 이겨내는 데 도움이 된다고 해도 물이나 음료를 거부하는 어린이에게는 해열제를 주는 것이 좋다. 탈수를 막는 것이 훨씬 중요하기 때문이다.

어린이를 편하게 해줄 목적으로 해열제를 쓰는 것도 매우 합리적이다. 면역계의 효율성을 약간 떨어뜨리는 대신 밤에 푹 잘 수 있다면 병원체를 물리치는 데 큰 도움이 되기 때문이다.

미지근한 물로 몸을 닦고 이마에 차가운 수건을 얹어주는 것도 아이를 편안하게 해주는 데 도움이 되지만, 일반적으로 해열제를 쓰지 않으면 심부 체온을 떨어뜨리는 데 큰 도움이 되지 않는다.

열이 나는 어린이를 몸부림치지 못하게 담요 등으로 몸을 고정시켜 주어야 한다고 생각하는 부모들도 있다. 한 가지 정해진 원칙이 있다기보다는 그때그때 아이가 편안하게 느끼도록 해주면 된다. 한 번 앓는 동안에도 이불을 덮어야 편안하다고 느껴지는 때가 있는가 하면, 속옷만 입고 집안을 돌아다니는 것이 편하게 느껴질 때도 있을 수 있다.

열이란 잘 조절된 화재다

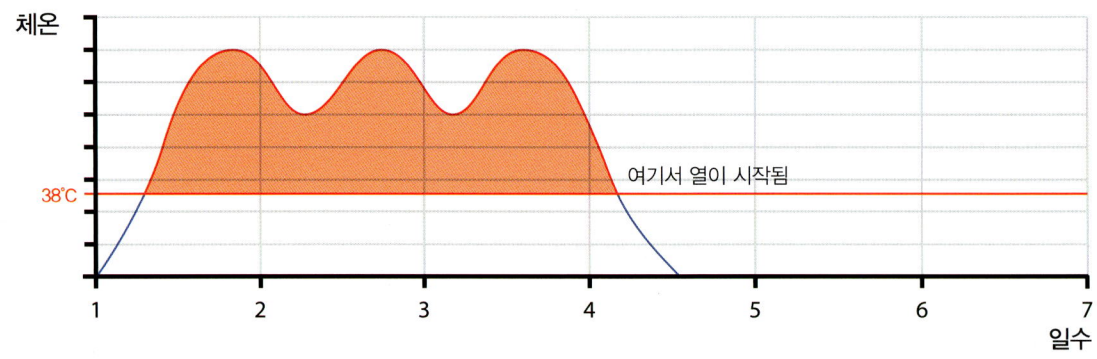

부모들이 열을 겁내는 이유는 **열이란 잘 조절된 화재**라는 사실을 모르기 때문이다. 열은 우리 몸에서 스스로 조절해가며 화재를 일으키는 것과 같다. 우리 몸과 뇌는 긴밀하게 연락을 취하면서 체온이 "과열 상태"가 되지 않도록 되먹임 회로를 작동시킨다. 아무런 조치를 취하지 않아도 열은 일정한 범위 내에서 오르내릴 뿐 걷잡을 수 없이 올라가는 일은 거의 없다. 우리 몸이 감염을 이겨내면 결국 열이 떨어지고, 체온은 정상으로 돌아간다. 열을 떨어뜨리는 데만 신경을 쓰면 해열제를 과용하여 득보다 실이 더 많은 상황을 맞기도 한다. 해열제는 비교적 안전한 약이지만 너무 많이 사용하면 부작용이 있을 수 있다.

그러나 앞에서 말했듯이 열이 나면 어린이가 많이 불편할 수 있으므로, 해열제나 다른 방법(몸을 씻긴다든지)을 써서 더 편안하게 해주는 것은 매우 합리적인 선택이다. 그렇다고 열을 조절하기 위해 꼭 뭔가를 해줘야 한다는 뜻은 아니다. 그런 것들은 대부분 우리 몸에서 스스로 조절한다.

해열제를 쓰는 데 단 한 가지 원칙이 있다면 "사람을 치료하지 열을 치료하지 말라"는 것이다. 체온이 39°C인데도 아이가 아무렇지 않게 잘 논다면 약을 쓸 필요가 없다. 하지만 체온이 38°C밖에 안 되더라도 많이 힘들어하고 보챈다면 해열제를 써서 편하게 해주는 것이 좋다.

열을 떨어뜨린다고 열성 경련을 일으킬 가능성이 줄지는 않는다

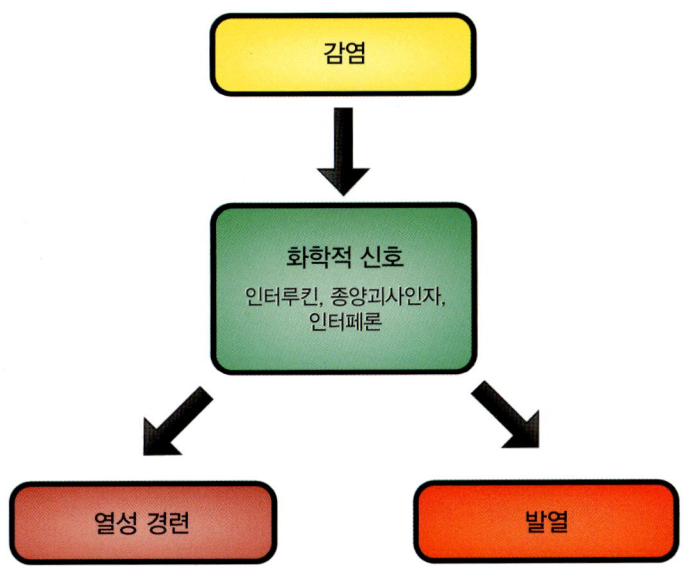

 많은 부모들이 열을 두려워하는 또 한 가지 이유는 열이 나면 아이가 경기를 한다는 말을 들었기 때문이다. '경기'를 의학적으로는 열성 경련이라고 한다. 열성 경련이 일어나면 아이가 의식을 잃으면서 눈이 뒤로 뒤집히는 경우가 많다. 처음에는 전신이 뻣뻣해졌다가 나중에는 덜덜 떨면서 팔다리에 경련이 일어난다. **열성 경련은 위험해 보이지만, 단순 열성 경련은 큰 문제가 없으며 뇌 손상이나 다른 후유증도 남지 않는다.** 열성 경련은 아주 흔하기도 하다. 약 5퍼센트의 어린이가 일생 중 한 번 이상 열성 경련을 경험하며, 여러 번 겪는 어린이들도 많다.

 어린이가 한 번 열성 경련을 겪고 나면 그 뒤로 부모들은 열이 날 때마다 공격적으로 열을 떨어뜨리려고 한다. 그러나 사실 열성 경련은 열 자체에 의해 일어난다기보다는 발열을 일으키는 화학적 신호 전달 경로에 의해 일어난다. 열을 떨어뜨려도 화학적 신호에 의해 열성 경련이 일어날 수 있다는 뜻이다. **열을 적극적으로 떨어뜨린다고 해서 열성 경련이 예방되지 않는다는 사실은 많은 연구를 통해 입증되었다.**

열성 경련이 일어났다면 반드시 의사의 진찰을 받아야 하지만, 꼭 응급실로 가야 하는 것은 아니다. 열성 경련이 시작되었다면 어린이를 위험한 물체로부터 떨어진 장소에 눕힌다. 똑바로 눕히지 말고 옆으로 눕히는 것이 좋다. 침대나 소파에서 떨어질 수 있으므로 바닥에 눕혀야 한다. 혀를 씹거나, 혀로 인해 기도가 막히는 일은 없으므로 입속에 뭔가를 집어넣으려고 해서는 안 된다. 경련이 얼마나 지속되는지 시간을 잰다. 5분 이상 지속되면 119에 전화한다. 대부분의 열성 경련은 1~2분 만에 끝난다. 물론 부모에게는 영원히 지속될 것처럼 느껴질 것이다! 경련이 끝나면 의사에게 전화하여 어떻게 할 것인지 상의하고 안내를 받는다.

열성 경련을 했다고 해도 다른 위험 인자가 없으면 일반적으로 응급실에 갈 필요는 없다. 왜 어떤 어린이들은 자꾸 열성 경련을 일으키는지는 아직까지 확실히 밝혀지지 않았다. 좋은 소식도 있다. 자꾸 열성 경련을 일으키는 어린이라도 열이 날 때마다 경련을 일으키는 것은 아니며, 대부분 5살이 넘으면 경련을 일으키지 않는다는 점이다.

단순 열성 경련과 **복합 열성 경련**이 다르다는 점을 아는 것은 중요하다. 복합 열성 경련이란 24시간 내에 열성 경련이 여러 번 일어나거나, 한 번 일어났더라도 15분 넘게 지속되는 경우를 말한다. **초점성 열성 경련** 역시 복합 열성 경련으로 간주하며, **전신 경련**에 비해 걱정스러운 상황으로 생각한다. 초점성 경련이란 신체의 일부분만 경련을 일으키는 것을 말하며, 전신 경련이란 말 그대로 전신을 떨면서 경련을 일으키는 상태를 가리킨다. **복합 열성 경련은 즉시 의사의 진료를 받아야 한다.**

발열 시 의사 결정

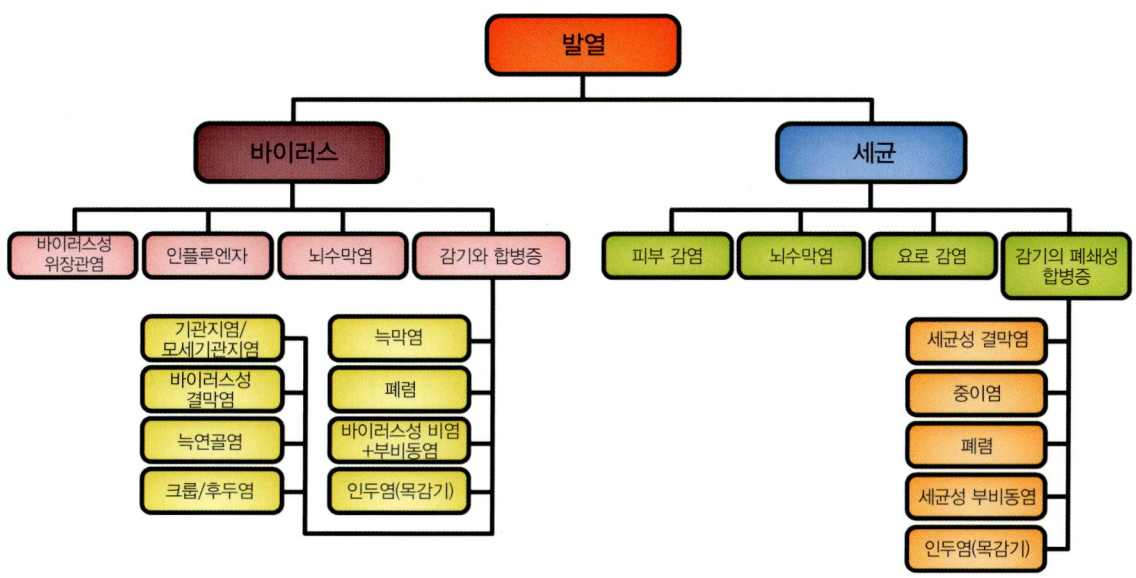

열 자체를 크게 걱정하지 않는다면 의사들은 열 나는 아이를 볼 때 무슨 생각을 할까? **보통 어떤 종류의 감염 때문에 열이 나는지를 빨리 밝혀내려고 한다.** 이것저것 묻고 진찰하면서 머릿속에서 수많은 항목에 체크 표시를 해가며 가능성이 없는 진단은 지워버리고 가능성이 있는 진단의 범위를 계속 좁혀 나간다. 그 과정을 위 그림에 나타냈다.

흔한 바이러스 때문에 열이 난다면 중요한 장기(뇌, 심장, 폐, 간)가 침범되지 않는 이상 큰 문제가 생길 가능성은 거의 없다. 바이러스 감염은 절대 다수가 아무런 치료를 하지 않아도 저절로 좋아진다. 할 수 있는 일이 별로 없다. 굳이 치료하려고 애쓰지 않아도 된다는 뜻이다.

하지만 **세균** 감염 때문에 열이 난다면 일단 긴장한다. 대부분의 세균 감염은 항생제가 필요하다. 치료하지 않고 내버려두면 점점 나빠져 큰 문제가 되는 수가 많다. 특히 세균이 중요한 장기(뇌, 심장, 폐, 콩팥)를 침범했다면 때를 놓치지 않고 즉각적으로 치료하는 것이 무엇보다 중요하다.

경험 많은 부모라면 흔한 증상인 경우 세균 감염인지 바이러스 감염인지를 구분할 수 있을지도 모른다. 하지만 의사가 진찰을 해야만 올바른 판단을 내릴 수 있는 경우도 있다. 때에 따라 목이나 코에서 면봉으로 분비물을 채취하거나, 소변/혈액 검사를 하는 경우도 있지만 경험 많은 의사라면 대부분 별다른 검사 없이도 올바른 판단을 내릴 수 있다.

아이가 얼마나 아픈지 아는 방법

그럼 열이 나면 항상 의사를 찾아가야 할까? 전혀 그렇지 않다! 열이 나도 대부분 의사의 진찰을 받을 필요는 없다. 아이를 키우면서 점점 경험이 쌓이면 부모 스스로 의사를 꼭 만나야 할지, 그냥 집에서 지켜보기만 해도 될지 판단할 수 있게 된다.

열이 몇 도인지 재는 것보다 아이가 활발한지를 보는 것이 훨씬 중요하다. 간단히 말해서, 심각한 병이라면 아이가 평소처럼 놀지 않는다! 또 시간이 지날수록 점점 나빠진다. 심각한 감염병에 걸린 어린이는 해열제를 먹어 열이 떨어져도 활발하게 놀지 않는다(약의 효력이 나타날 때까지는 30~60분 정도 걸린다). 옆 페이지의 도표를 참고하여 어린이가 얼마나 활발한지 가늠해보자. 활발하게 놀수록, 말을 많이 할수록, 잘 먹을수록 걱정할 필요가 없다. 반대로 축 처져서 활발하게 놀지 못하고, 말수가 적어지며, 잘 먹지 않는다면 걱정스러운 것이다.

다시 한 번 강조하지만, **열 자체는 꼭 치료해야 하는 것은 아니다.** 하지만 해열제는 어린이를 더 편하게 해주고, 얼마나 심각하게 아픈지 판단하는 데 도움이 된다. 해열제를 먹고 나서 활발하게 논다면 별로 걱정할 필요가 없다. 반면 해열제를 먹고도 활발하게 놀지 못한다면 적어도 잘 관찰하거나, 의사를 찾아가볼 필요가 있다.

단, 3개월 미만의 유아가 38°C 넘게 열이 난다면 이것저것 따지지 말고 즉시 의사에게 연락해야 한다! 이처럼 어린 유아들은 실제로 얼마나 아픈지 판단하기가 매우 어렵다. 또한 이 시기는 면역계가 미숙하고 예방접종도 맞지 않은 상태이므로 심각한 감염병이 아닌지 철저히 가려내야 한다. 신생아나 유아에서도 중요한 것은 열이 얼마나 높은지가 아니라, 열이 심각한 감염병을 의미하는지이다.

우리 아이는 얼마나 아플까(유아)

	활력	반응	식욕
강함	정상 활동, 집안을 돌아다님.	옹알거리고, 웃고, 미소지음.	정상.
중간	정상적으로 앉고 머리를 가눔.	눈을 잘 맞추고 간혹 미소지음.	모유/우유는 잘 먹지만 고형 음식에는 거의 관심을 보이지 않음.
약함	거의 움직이지 않고 누워있음.	거의 눈을 맞추지 않고 미소도 짓지 않음.	무엇이든 여러 번 시도해야만 겨우 마심.

우리 아이는 얼마나 아플까(어린이)

	활력	반응	식욕
강함	정상 활동, 집안을 걸어 다님.	평소처럼 말을 잘함. 이렇게 말을 잘 하면 많이 아픈 게 아니죠.	정상.
중간	TV에 관심을 보임, 편안하게 앉을 수 있음.	눈은 정상적으로 마주치지만 말은 거의 하지 않음.	액체는 잘 마시지만 고형 음식에는 거의 관심을 보이지 않음.
약함	거의 움직이지 않고 누워있음.	거의 눈을 맞추지 않고 말을 하지 않음.	무엇이든 여러 번 권해야만 겨우 먹거나 마심.

유아에서 직장 체온 재기

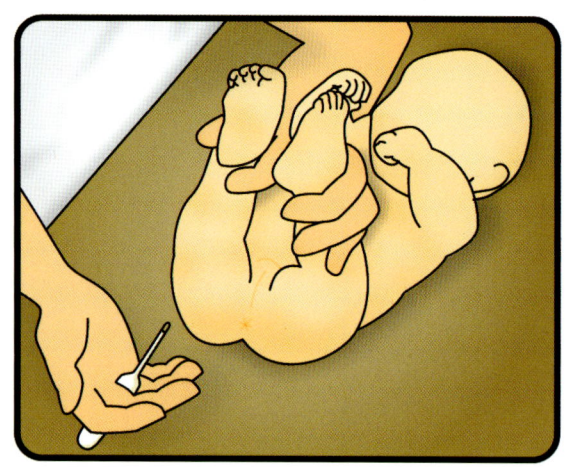 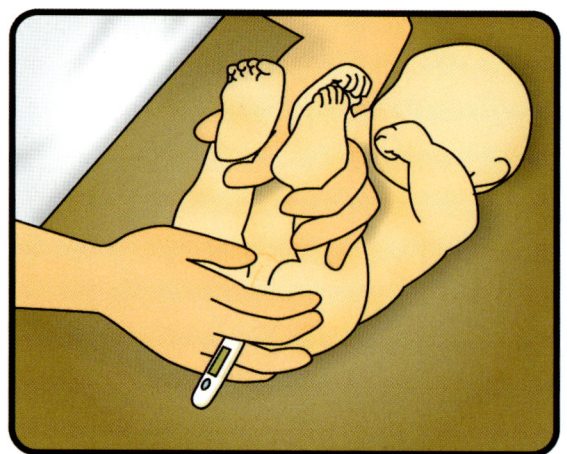

3개월 미만의 유아에서 체온을 측정하기에 가장 좋은 부위는 직장이다. 직장 체온을 잴 수 있다면 어떤 체온계를 쓰든 상관없다. 3개월 이상인 유아는 다른 방법을 쓰는 것이 합리적이다. 직장이 아닌 다른 부위에서 체온을 잴 때는 측정 수치에서 일정한 값을 더하거나 빼야 한다고 생각하는 경우가 많다. **체온을 잴 때는 일정한 숫자를 더하거나 빼지 말고, 체온계에 나타난 숫자를 그대로 의사에게 알리는 것이 좋다.**

또한 언제 체온을 쟀는지, 어느 부위에서 체온을 쟀는지, 언제 마지막으로 해열제를 먹었는지 등을 함께 적어두면 유용한 정보가 될 수 있다. 이런 항목들을 간략한 표로 만들어보면 의외로 큰 도움이 된다.

1세가 넘으면 정확히 체온이 몇 도인지는 크게 중요하지 않다. 얼마나 활발한지를 보는 것이 실제로 얼마나 아픈지를 가늠하는 더 좋은 척도다. 따라서 수시로 체온을 측정할 필요는 없으며, 체온계도 어떤 종류를 쓰든 상관없다.

직장 체온 재는 법

1. 체온계 끝에 윤활용 젤리를 바른다.

2. 아기를 평평하고 안정적인 곳에 얼굴이 위로 오도록 똑바로 눕힌다.

3. 한손으로 아기의 양쪽 다리를 꼭 잡는다.

4. 다른 쪽 손의 검지와 중지 사이에 체온계를 끼워 꼭 잡는다.

5. 항문을 통해 윤활제를 바른 체온계를 직장까지 밀어 넣는다. 보통 1.25~2.5센티미터 정도면 적당하다. 그러나 1.25센티미터 전이라도 저항이 느껴진다면 억지로 밀어 넣지 말고 멈춰야 한다.

6. 체온계를 계속 검지와 중지 사이에 끼운 채로 손을 동그랗게 오므려 아기의 엉덩이를 감싼다. 체온을 재는 동안 부드럽게 아기를 어르거나 말을 해도 좋다.

7. 삑삑거리는 소리가 나거나 기타 체온 측정이 끝났다는 신호가 나타날 때까지 기다린다. 스크린에 나타난 숫자를 읽고 체온을 잰 시간과 함께 기록한다.

해열제 번갈아 쓰기

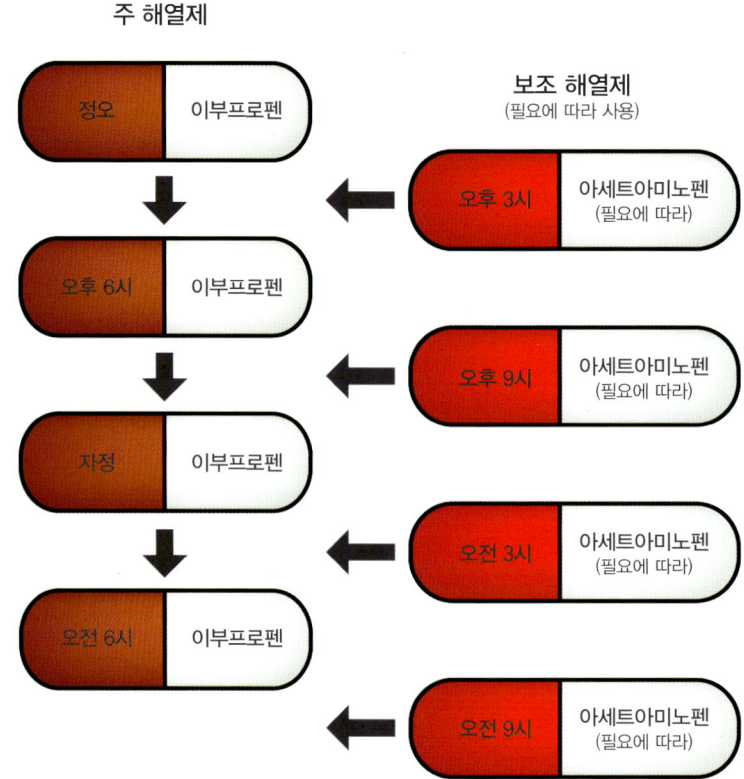

거듭 강조하지만 해열제는 어린이를 편안하게 해줄 목적으로 사용해야 한다. 가장 흔히 사용하는 해열제는 이부프로펜(부루펜)과 아세트아미노펜(타이레놀)이다. 두 가지 해열제는 작용이 비슷하다. 하지만 이부프로펜은 주로 콩팥을 통해 대사되고, 아세트아미노펜은 간을 통해 대사된다. 아스피린은 의사가 쓰라고 지시하지 않는 한 절대로 어린이에게 주어서는 안 된다.

해열제를 사용하는 가장 좋은 방법은 **한 가지 약만 쓰고, 6시간에 한 번 이상 주지 않는 것이다**. 하지만 약을 먹은 지 서너 시간이 지나 아이가 많이 힘들어 한다면 다른 해열제를 사용해볼 수 있다.

예를 들어, 이부프로펜을 정오, 오후 6시, 자정, 오전 6시에 준다고 하자. 그런데 오후 3시나 오후 9시에 아이가 다시 많이 힘들어 한다면, 그때는 아세트아미노펜을 쓸 수 있다.

일반적으로, 한 가지 약만 쓰는 것이 가장 좋다. 이런 식으로 해열제를 번갈아 사용하면 혼동을 초래할 수 있다. 엄마 아빠 사이에 의사전달이 잘 안 되거나, 잊어버려서 3시간마다 같은 약을 주게 될 수도 있다. 우발적 과량 투여가 일어날 수 있는 것이다. 아세트아미노펜을 과량 사용하면 간 손상이 생길 수 있고, 이부프로펜을 과량 사용하면 콩팥 손상이 생길 수 있다(드물게 간 손상도 생긴다). 때로는 생명이 위험해지는 경우도 있다. 이런 실수를 막으려면 언제 어떤 약을 사용했는지 적어두는 것이 좋다.

연구에 따르면 한 가지 약만 사용해도 어린이를 편안한 상태로 유지하는 데 효과적이라는 사실이 밝혀졌다. 두 가지 약을 번갈아 사용한다고 더 효과가 좋은 것은 아니란 뜻이다. 그러니, 되도록 한 가지 해**열제만 쓰자!** 개인적 경험이지만, 진료실을 찾는 부모들의 말을 들어보면 이부프로펜이 아세트아미노펜보다 조금 더 잘 듣는다는 느낌을 받는다.

이것만은 기억합시다

- ✓ 42°C 미만의 열은 위험하지 않다. 사실 열은 오히려 도움이 되기도 한다.
- ✓ 열은 잘 조절된 화재이다.
- ✓ 해열제를 쓰는 목적은 열을 치료하는 것이 아니라 어린이를 편안하게 해주는 것이다.
- ✓ 단순 열성 경련은 위험하지 않다.
- ✓ 열 자체가 중요한 것이 아니라 왜 열이 나는지가 중요하다.
- ✓ 열 자체보다 아이가 활발한지를 봐야 얼마나 심각한 병인지 가늠할 수 있다.
- ✓ 두 가지 해열제를 번갈아 사용해도 좋지만, 한 가지만 사용하는 것이 더 바람직하다.

열은 우리 몸에서 스스로 조절해가며 화재를 일으키는 것과 같다. 그러나 우리 몸이 병원체를 완전히 물리칠 때까지 어린이를 편안하게 해주기 위해 해열제를 사용할 수도 있다. 시간이 지날수록 점점 상태가 나빠지는 것 같다면 즉시 의사에게 보여야 한다.

우리 몸에서 열이 어떤 역할을 하는지 이해한다면 불안감을 덜 수 있을 뿐 아니라, 해열제를 과도하게 써서 생기는 부작용도 예방할 수 있다.

한 번도 열이 나지 않고 성장하는 어린이는 없다. 열은 그 자체로 위험하지는 않다. 가장 중요한 것은 왜 열이 나는지 밝혀내는 것이다. 어린이의 활력, 주변에 대한 반응, 식욕을 보면 얼마나 심각한 병인지 판단하는 데 도움이 된다.

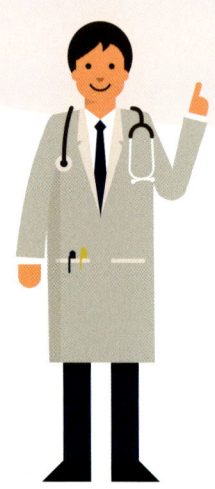

VACCINES

제3장

예방접종

의심의 여지없이 백신은 인류사에서 가장 위대한 의학적 발전이다. 백신이 얼마나 많은 사람의 생명을 구하고 건강을 지켰는지 따져보면 놀랄 정도다.

백신 접종 전에는 미국에서만 매년 약 500명이 홍역으로 사망했고, 20만 건의 백일해가 발생했으며, 소아마비로 팔다리가 마비되는 사람이 2만 명에 이르렀다.

하지만 2011년 미국에서 홍역으로 사망한 사람은 한 명도 없고, 소아마비로 사지가 마비된 경우 역시 한 건도 없다. 백일해만 2만 건 미만으로 보고되었을 뿐이다. 이 세 가지 질병은 백신을 통해 사회의 건강과 행복이 전반적으로 증진된 놀라운 예 중 일부일 뿐이다.

애석하게도 현재 백신은 너무 눈부신 성공을 거둔 나머지 오히려 공격 대상이 되어 버렸다. 오늘날 점점 더 많은 부모들이 자녀는 물론 자신들까지도 백신 접종 받기를 거부하고 있다. 부분적으로는 홍역, 소아마비, 디프테리아와 기타 질병들이 얼마나 무서운지 한 번도 본 적이 없기 때문이다. 그 역시 백신 덕이다. 백신에 대한 공포는 대부분 잘못된 정보 때문이며, 이런 거짓 정보는 의학적으로 자격이 부족한 사람들이 운영하는 웹 사이트들을 통해 퍼져 나간다.

물론 백신에 아무런 위험이 없다는 말은 아니다. 미국질병관리본부Centers for Disease Control and Prevention, CDC는 각각의 백신에 어떤 위험이 있는지 알리기 위해 전용 웹 페이지를 운영한다.* 심각한 알레르기 반응에서 가장 흔한 부작용인 주사 부위가 빨갛게 되고 화끈거리는 증상에 이르기까지 다양한 부작용을 설명해 두었다.

백신은 항상 효과가 있는 것도 아니고, 100퍼센트 안전한 것도 아니다. 하지만 의학의 많은 측면(또는 삶 자체의 많은 측면)이 그렇듯 우리는 위험과 이익을 비교해보고 어떻게 할지 선택해야 한다. 근거 중심 의학의 원칙에 따르는 의사라면 누구나 과학적으로 명백히 입증된 증거에 따라 백신은 이익이 위험보다 훨씬 크다고 말할 수 있을 것이다.

---

* 우리나라 질병관리본부 역시 비슷한 목적으로 〈예방접종 도우미〉라는 사이트를 운영한다.

소아마비 바이러스 백신의 성공을 통해 백신의 위력을 실감할 수 있다

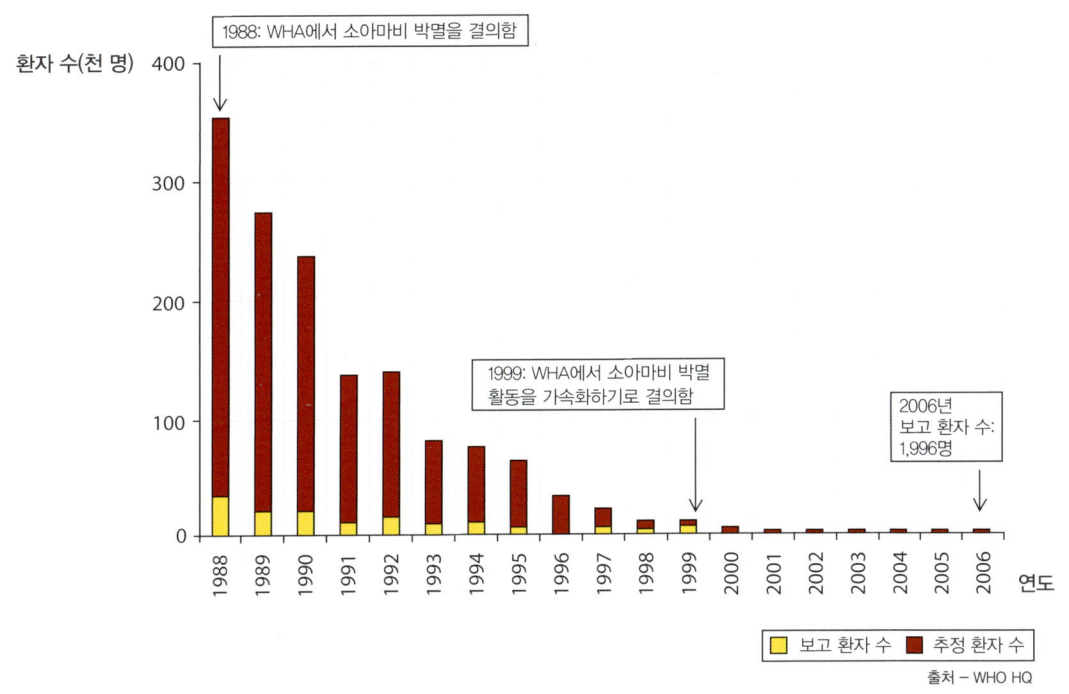

전 세계적으로 보고된 야생형 소아마비 바이러스 증례(1988~2006)

출처 – WHO HQ

30여 년 전에 천연두를 완전히 박멸한 것 말고도, 백신이 국가 보건상 얼마나 큰 효과를 거둘 수 있는지 잘 보여주는 예로 소아마비 백신을 꼽을 수 있다. 선진국에서 소아마비 백신이 처음으로 널리 사용된 것은 1950년대였다. 이제 지구 상에서 소아마비 바이러스를 완전히 없애려는 노력은 거의 가시권에 들어와 있다. 또 하나의 멋진 백신 성공 스토리가 탄생한 것이다.

미국에서 마비성 회색질 척수염, 즉 소아마비 환자의 숫자는 1952년에 2만 명이 넘었지만, 1960년대 중반에는 100명 미만으로 떨어졌다. 미국 내에서 유래한 바이러스에 의해 소아마비가 발생했다는 사실이 마지막으로 확진된 것은 1979년이다. 무려 40년 전 일이다!

1988년 세계보건기구 총회World Health Assembly, WHA는 2000년까지 지구 상에서 소아마비 바이러스를 완전히 없앤다는 계획을 출범시켰다. **비록 이 목표는 달성하지 못했지만 소아마비 바이러스가 천연두처럼 멸종한 바이러스 목록에 오르는 것은 시간 문제일 것으로 보인다.**

또 하나의 성공 스토리 - 홍역 백신

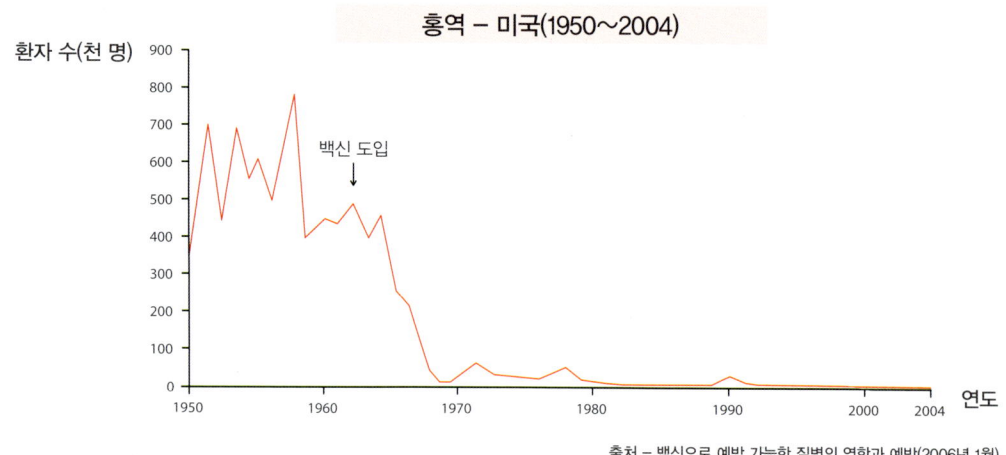

출처 – 백신으로 예방 가능한 질병의 역학과 예방(2006년 1월)

백신 접종의 위력을 보여주는 또 다른 예로 홍역 백신이 있다. 위 그래프는 미국에서 1963년에 처음 도입된 홍역 백신의 위력을 생생히 보여준다. 하지만 아직도 홍역은 전 세계적으로 상당히 자주 발생하며, 최근 들어 백신에 대한 근거 없는 공포로 말미암아 소규모 유행이 잇따르고 있다.

1998년 앤드류 웨이크필드Andrew Wakefield라는 의사가 홍역-볼거리-풍진MMR 백신이 자폐증과 관련이 있다고 주장했다. 사기였다! 웨이크필드는 백신 제조사들을 상대로 소송을 제기하려고 데이터를 조작했다. 심각한 이해상충 문제도 있었다. 웨이크필드는 자폐증 진단 키트 사업을 벌일 계획이었다. MMR 백신에 의심을 불러 일으켜 사업상 이익을 보려고 했던 것이다.

하지만 그의 논문 사기로 인해 백신 접종률이 급격히 떨어졌다. 그후 세계 도처에서 홍역 유행이 연달아 나타났다. 결국 웨이크필드는 의사 자격을 박탈당했고, 그의 논문을 실었던 저널에서는 논문 게재를 취소했다. 그 뒤로도 수많은 연구를 통해 그의 주장이 거짓이있음이 밝혀졌다.

애석하게도 백신에 대한 공포를 부추겨 개인적 이익을 꾀하는 행각은 현재까지도 계속되고 있다. 가짜 과학을 버젓이 내세우는 웹 사이트들이 우후죽순처럼 생겨나 웨이크필드의 빈자리를 메우고 있는 것이다. **물론 백신에도 위험이 따른다. 그러나 현재 의학계에서 권고하는 모든 백신은 위험보다 이익이 훨씬 크다. 맞아야 하느냐는 질문이 무의미할 정도다.** 소아마비와 홍역 백신은 백신이 사회의 전반적인 건강을 얼마나 크게 향상시킬 수 있는지 보여주는 두 가지 예일 뿐이다. 정부와 의료계에서 권장하는 백신의 목록과 이들이 어떻게 어린이의 건강을 보호해줄 수 있는지에 관해서는 질병관리본부의 〈예방접종 도우미〉 웹 사이트를 참고한다.

백신은 어떻게 효과를 나타낼까?

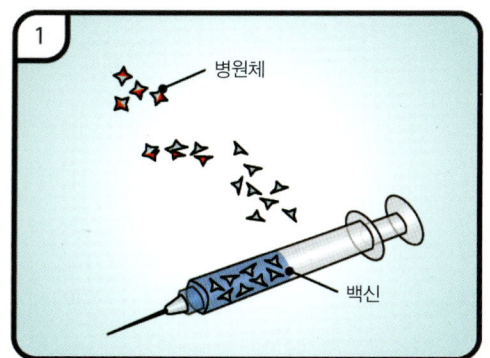
백신을 만들기 위해 병원체를 처리.

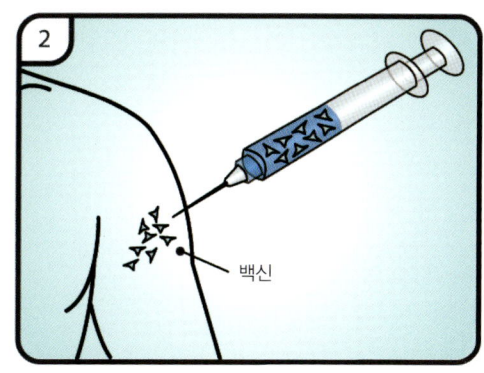
백신을 몸속에 주사.

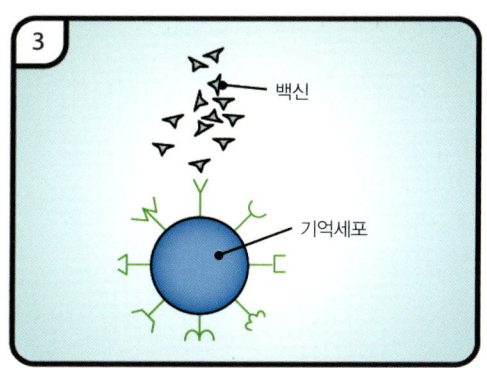
백신이 기억세포에 결합.

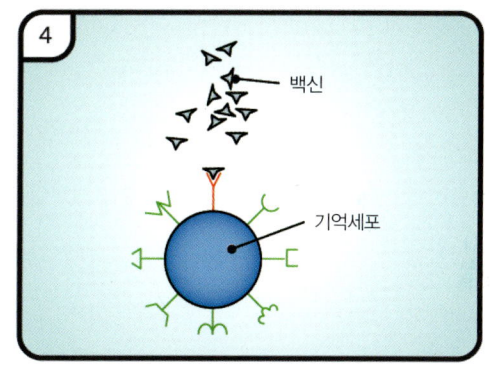
백신과 결합한 기억세포에서 특정한 모양의 항체를 생성.

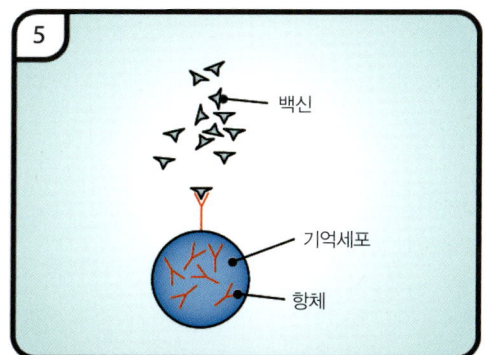
만들어진 항체는 기억세포에 저장됨.

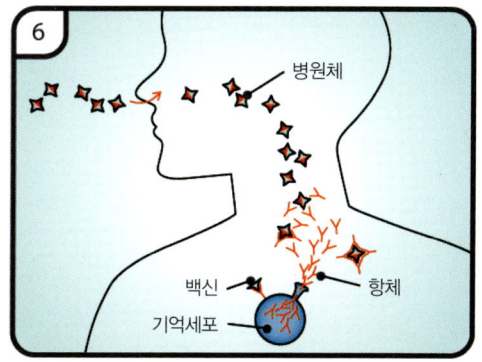
병원체가 몸에 들어오면 기억세포에 저장된 항체가 방출되어 병원체와 싸움.

백신은 우리 몸의 자연적인 면역을 이용하여 효과를 나타낸다

대개 백신은 실제로 병을 일으키는 병원체의 일부이거나, 병원체를 약화시킨 것이다.

백신을 접종하면 면역계를 "속여" 기억세포를 만들 수 있다. 기억세포는 나중에 진짜 병원체를 만났을 때 맞서 싸울 만반의 준비를 갖추게 된다. 기억세포는 우리 면역계의 일부로, 항체라고 불리는 무기들을 만들어내는 공장과도 같다. 항체는 강력한 무기다. 몸속에서 병원체를 발견하자마자 달라붙는다. 일단 항체가 병원체에 결합하면 면역계가 활성화된다. 활성화된 면역계는 즉시 병원체를 공격하여 죽여버린다. 몸속에 기억세포가 많이 저장될수록, 기억세포가 병원체와 맞서 싸울 준비가 잘 되어 있을수록, 침입한 병원체를 더 빨리 몰아낼 수 있다.

예방 접종을 통해 면역계를 훈련시킨다고 볼 수도 있다. 나라를 지키는 군대를 생각해보자. 병원체에 감염되어 병을 앓는다는 것은 적군이 침입한 것과 비슷하다. 우리 군대가 전혀 훈련이 안 돼 있다면 전쟁에서 이길 가능성은 거의 없다. 적군이 강할수록 더 그렇다. 하지만 우리 군대가 **실제 전투 상황과 비슷한 환경에서** 맹렬한 훈련을 받았다면 언제, 어떤 적이 침입해도 이길 가능성이 높다. 더욱 중요한 것은 국토와 국민의 부수적 피해도 최소화할 수 있다는 점이다.

이상적인 상황이라면 어떤 백신이든 딱 한 번만 맞으면 면역계가 완벽하게 훈련되어 일생 동안 그 병원체를 막아낼 수 있을 것이다. **하지만 실제로는 대부분의 백신이 수차례 추가 접종을 받아야 충분한 기억세포를 만들어 향후 감염이 일어났을 때 적절히 맞서 싸울 수 있다.** 어떤 백신은 일생 동안 단 한 번만 추가 접종을 받으면 되는 것도 있고(총 2회 접종), 10년마다 한 번씩 계속 추가 접종을 해야 하는 백신도 있다.

집단면역은 백신을 맞지 않은 아기들도 보호해준다

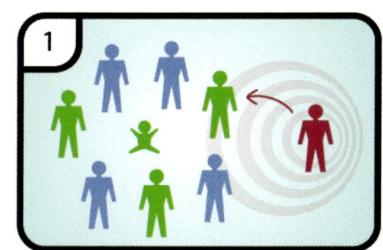 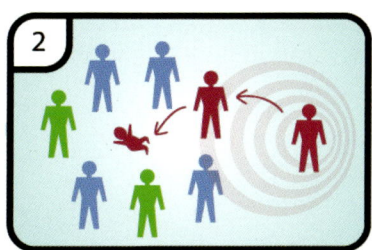 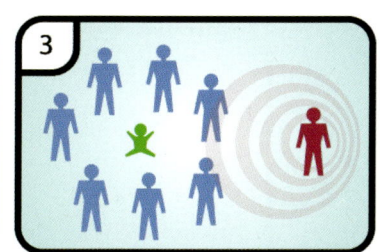

1), 2) 집단 중에서 **일부만** 백신을 맞는다면 병원체가 퍼져 나가 유아를 감염시킨다.

3) 집단 **모두가** 백신을 맞는다면 병원체가 퍼져 나가지 못하여 유아도 안전하다.

- 백신을 맞지 않은 건강한 사람
- 백신을 맞은 건강한 사람
- 백신을 맞지 않은 환자 (다른 사람을 감염시킬 수 있음)

예방접종 일정은 생후 4주 이내에 시작된다. 때로는 태어나면서 바로 B형간염 접종을 받는 아기도 있다. 이후 아기는 2, 4, 6개월에 다양한 예방접종을 받게 된다. 백신이 면역반응을 유도하여 보호작용을 나타낼 때까지 처음 몇 개월간 유아는 많은 병에 취약한 상태다. 또한 일부 백신, 특히 생바이러스 백신과 독감 백신은 일정한 연령이 되어야 접종할 수 있기 때문에 이런 병들로부터는 보호받지 못한다.

아기가 중요한 백신들을 아직 다 맞지 못했더라도 주변에 병에 걸린 사람이 없다면 안전할 것이다. 따라서 사회의 집단면역을 높이는 것이 매우 중요하다. **집단면역이란 아기와 접촉하는 모든 사람이 아기가 걸리기 쉬운 질병에 대한 백신을 맞아 아기가 아예 그런 병원체에 노출되지 않도록 하는 것이다.**

집단면역에 가장 중요한 백신은 Tdap 추가 접종(백일해 예방을 위해)과 독감 백신일 것이다. 또한 A형간염, MMR (홍역/볼거리/풍진), 수두 백신도 중요하다고 생각된다. 한 가족이 예방접종을 잘 받으면 그 가족 내에서 태어난 유아가 예방접종 일정을 마쳐 스스로 면역력을 가질 때까지 위험에 노출될 가능성이 크게 줄어든다.

사회 전체로 보면 집단면역은 유아뿐만 아니라 면역이 약화된 사람들, 예를 들어 항암치료를 받고 있거나, 선천적으로 면역력이 부족하거나, 당뇨병 등으로 면역계가 약화된 사람들에게도 너무나 중요하다. 면역이 약한 사람을 보호하는 가장 좋은 방법은 면역이 정상인 사람들이 백신을 맞는 것이다.

면역계는 멀티태스킹에 능하다

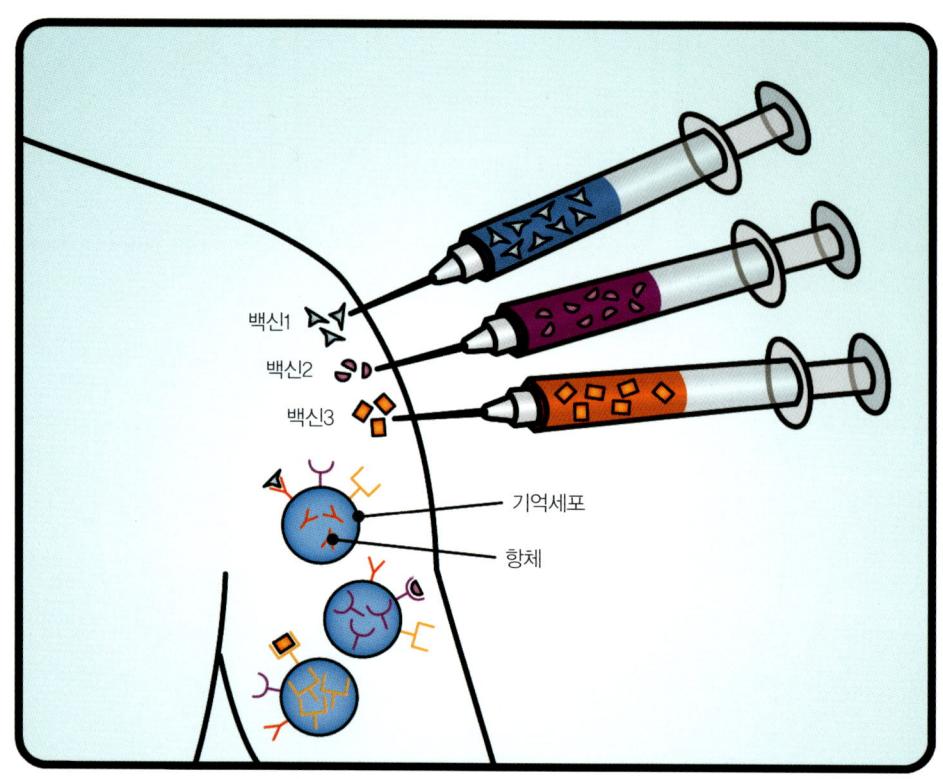

과학이 발달하면서 치명적인 질병을 막아주는 백신이 점점 많이 개발되고 있다. 표준 예방 접종 스케줄도 갈수록 늘어난다. 수많은 병원체에 대비하여 면역력을 갖추기 위해 이제는 유아기 정기 검진 중에 다양한 백신을 한꺼번에 접종하는 것이 일상이 되었다.

다행히 면역계는 뛰어난 멀티태스킹 능력을 갖고 있다. 한 어린이가 집에서 학교에 가고, 쉬는 시간에는 밖에 나가 뛰어 놀고, 다시 집으로 돌아오는 일상생활 속에서 얼마나 많은 병원체와 마주칠지 생각해보자. 면역계는 매일 수십 수백 종에 이르는 침입자를 만나고, 걸러내고, 때로는 싸워가며 우리 몸을 건강하게 지켜낸다. 마찬가지로 면역계는 한꺼번에 여러 종류의 백신을 맞더라도 안전하고 효율적으로 처리할 수 있다. 백신을 너무 많이 맞는다고 걱정하는 사람도 있지만, 사실 면역계가 하루도 빠짐없이, 일분 일초도 쉬지 않고 하는 일이 바로 그것이다.

따라서 한번에 여러 종류의 백신을 접종하는 것은 위험할 수 있다거나, 백신 접종 일정을 무시하고 한번에 한 가지나 두 가지 백신만 접종하는 것이 더 안전하리라는 생각은 잘못된 것이다. 그런데도 이렇게 생각하는 사람들이 점점 많아지는 것 같다. 물론 신중하고 요령 있게 접종한다면 표준 일정 대신 이렇게 하는 것도 합리적일 수 있다(더 낫다고 할 수는 없다). 그러나 이런 식으로 백신을 접종하는 데도 위험이 따른다.

첫째, 일부 백신을 연기한다면 당연히 그 기간 동안은 보호 효과가 나타나지 않는다. 둘째, 병원에 더 자주 방문해야 한다. 연구에 따르면 병원을 더 자주 방문할수록 어린이가 느끼는 스트레스는 더 커진다고 한다. 셋째, 이미 표준적으로 정해진 스케줄을 바꾸면 실수할 위험이 더 커진다. **어린이의 건강을 가장 잘 보호하는 길은 정해진 국가 예방접종 일정에 잘 따르는 것이다.**

왜 매년 독감 예방 백신을 맞아야 할까?

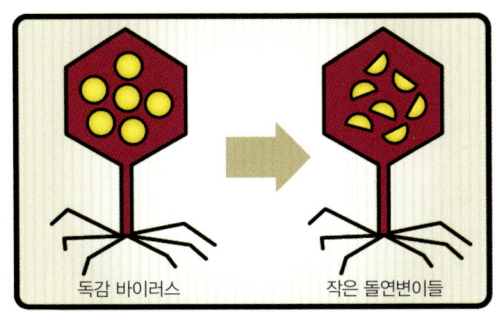

항원 소변이

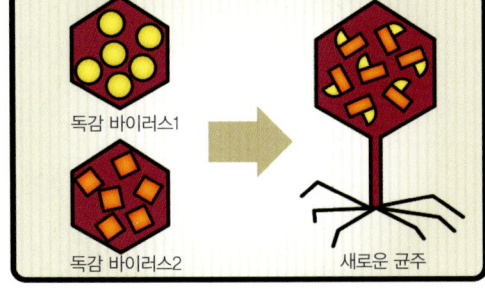

항원 대변이

많은 백신이 추가 접종이 필요하지만, 특히 독감 백신은 **매년 추가 접종**을 받아야 한다. 세월이 흘러도 변함없이 항상 똑같은 다른 병원체들과 달리 독감 바이러스는 카멜레온처럼 정기적으로 모양을 바꾸기 때문이다.

독감 바이러스는 두 가지 방법을 사용하여 모양을 바꾼다. 바로 "항원 소변이"와 "항원 대변이"다. 이렇게 두 가지 변신술을 갖고 있기 때문에 우리도 매번 다른 모양을 겨냥한 백신을 만들어야 한다.

매년 봄이 되면 WHO에 수많은 과학자들이 모인다. 그해 겨울에 어떤 독감 바이러스가 유행할지 예측하려는 것이다. 보통 두 가지 이상의 균주가 유행하므로 서너 가지 균주를 골라내어 이 균주들을 표적으로 하는 백신을 만든다. 어떤 균주는 바로 전해에 유행했던 것과 비슷하지만, 끊임없는 조사를 통해 얻어진 데이터를 연구하여 전혀 다른 균주를 선정하기도 한다. 말로는 간단하지만 사실은 매우 복잡하고 어려운 일이다.

우리의 궁극적인 목표는 바이러스 단백질 중 매년 모양이 달라지지 않는 단백질을 찾아내고, 이를 공격하는 독감 백신을 개발하는 것이다. 하지만 과학계에서는 아직 그런 방법을 찾아내지 못했다.

당연한 말이지만 매년 독감 백신을 맞는다는 것은 조금 성가신 일이다. 그러나 독감 바이러스를 과소평가해서는 안 된다. 미국에서만도 매년 3만 6천 명이 독감과 관련되어 사망하며, 그 중 1백명 정도가 5세 미만 어린이다. 최선의 예방책은 경계를 늦추지 말고 매년 독감 백신을 맞는 것이다.

독감 백신을 맞으면 독감 외에도 중이염, 부비동염, 폐렴을 어느 정도 예방하는 효과가 있다. 때때로 독감 백신을 맞고 나서 바로 감기에 걸렸다며 엉뚱하게 독감 백신을 비난하는 사람들도 있다. 어떤 백신을 맞든 하루 이틀 정도는 주사 부위에 통증을 느끼거나, 약간 피로한 느낌이 들 수 있지만 백신 때문에 병에 걸리지는 않는다.

주사로 맞는 독감 백신 속에는 비활성화, 즉 사멸시킨 바이러스 입자가 들어 있다. 따라서 백신 때문에 독감에 걸린다는 것은 불가능하다. 코에 뿌리는 방식으로 접종하는 독감 백신도 있다. 그 속에는 살아 있는 독감 바이러스를 약화시킨 것이 들어 있다. 이때 약화란 저온 적응 cold-adapted 을 말한다. 무슨 뜻인가 하면 바이러스가 적절한 면역 반응을 일으킬 때까지 온도가 낮은 콧속에서만 살 수 있도록 만들어져 있다는 말이다. 이런 바이러스는 온도가 더 높은 폐나 다른 부위에서는 살 수 없다. 따라서 코에 뿌리는 백신을 통해서 병에 걸리는 것도 불가능하다.

이것만은 기억합시다

✔ 백신의 이익은 위험보다 훨씬 크다.
✔ 면역계는 멀티태스킹에 능하기 때문에 한꺼번에 여러 가지 백신을 접종해도 문제없다.
✔ 어린이의 건강을 지키는 가장 좋은 방법은 표준 예방접종 일정에 따르는 것이다.
✔ 독감 바이러스는 특성이 항상 변하기 때문에 매년 독감 접종을 받아야 한다.
✔ 집단면역은 유아들과 어떤 이유로든 백신을 맞을 수 없는 사람들에게 매우 중요하다.

백신 접종률이 높아지면 질병이 줄어들기 때문에 사람들은 이런 질병들이 얼마나 무서운지 차츰 잊어버린다. 예방접종은 공중보건 분야의 빛나는 성공 사례이지만 오히려 그 때문에 부모들은 권장 예방접종 일정에 따라야 한다는 사실을 쉽게 잊는다.

백신 접종률이 떨어진 채 시간이 흐르면 점점 많은 사람이 보호받지 못한 상태로 병원체에 노출되기 때문에 유행병이 생길 위험이 증가한다. 결국 거의 완벽하게 통제되었던 병들이 작은 유행을 일으키기 시작한다.

신생아처럼 면역계가 강력하지 못한 사람도 집단면역에 의해 병에 걸리지 않고 건강하게 지낼 수 있다. 사회에서 백신을 접종 받을 수 없는 사람들을 보호하려면 건강한 사람들이 백신을 접종 받아 집단면역을 유지하는 것이 가장 중요하다.

개인 건강 차원에서도 모든 백신을 접종 받아 완전한 면역을 유지하는 것이 가장 안전하다. 위험이란 항상 이익과 비교해야 하는 것이다. 개인은 물론 사회 전체를 보아도 예방접종을 통해 건강을 유지하는 것이 가장 효과적이다. 이런 사실은 수많은 연구를 통해 명백히 입증되어 있다.

THE COMMON COLD

제4장

감기

소아청소년과에서 가장 어려운 일 중 하나가 감기 환자를 보는 것이다. 누구나 감기에 걸리고, 때로는 꽤 심하게 고생하며, 그래서 누구나 감기를 미워하지만 현대 의학은 아직도 감기에 뾰족한 치료법을 내놓지 못했다. 감기에 걸리면 기침이 나고, 재채기를 하고, 콧물이 줄줄 흐르고, 목이 아프고, 코가 막히며, 열이 난다. 약국에 가보면 헤아릴 수도 없이 많은 감기약이 나와 있으며, 민간요법도 많다. 애석하게도 이런 약이나 민간요법 역시 효과가 있다는 증거는 거의 없다.

대부분의 어린이는 1년에 6~8번 감기에 걸린다. 더 자주 걸리는 경우도 많다. 다행히 모든 감기는 치료를 하지 않아도 시간이 지나면 물러간다. 하지만 감기를 제대로 이해하는 것은 매우 중요하다. 어린이에게 흔히 나타나는 많은 질병이 감기로 시작되는 수가 많기 때문이다. 감기의 모든 합병증은 두 가지로 나눌 수 있다. **염증성 합병증과 폐쇄성 합병증이 바로 그것이다.**

염증성 합병증은 입으로부터 폐포에 이르는 호흡기관 어느 부위든 **감기 바이러스에 의해** 염증이 생긴 것을 말한다. 콧속의 염증(비염), 바이러스성 부비동염, 바이러스성 인두염, 크룹, 후두염, 기관지염, 모세기관지염, 바이러스성 폐렴, 바이러스성 결막염 등이 모두 염증성 합병증이다. 이런 합병증은 **항생제로 치료할 수 없다.** 그렇다고 할 수 있는 일이 아예 없는 것은 아니다. 아이의 상태를 잘 관찰하고, 편안하게 해주며, 때로는 치료를 위한 조치를 취할 수 있다.

폐쇄성 합병증은 감기로 인해 **점막이 붓고 점액이 분비되어** 생긴다. 점막이 부은 데다 점액마저 많이 나오면 우리 몸속에 있는 다양한 관이 막힌다. 막힌 곳에는 액체가 고이며, 그 액체 속에 세균이 자라나기 쉽다. 중이염, 세균성 부비동염, 세균성 폐렴, 세균성 결막염 등이 모두 이렇게 생긴다. 감기 자체는 바이러스성 질환이기 때문에 항생제를 써도 도움이 되지 않으며, 오히려 해롭다. 하지만 폐쇄성 합병증은 비록 바이러스에 의한 감기 때문에 시작되었더라도, 결국 세균이 침입한 것이기 때문에 **항생제를 써야 하는 경우가 많다.**

감기가 어떻게 저절로 좋아지고, 어떻게 해서 합병증이 생기는지 알고 있으면 언제 자녀를 집에서 돌봐도 좋고, 언제 의사를 찾아가야 하는지를 판단하는 데도 도움이 된다.

감기는 겨울에 더 흔하다

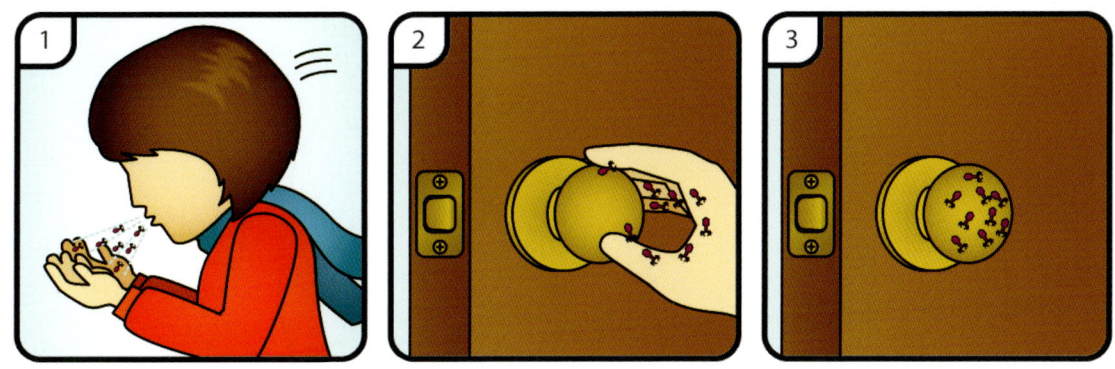

어린이들이 겨울에 감기에 더 잘 걸린다는 것은 누구나 아는 사실이다. 그 이유는 무엇일까? 감기 바이러스는 습도가 낮을 때 주변으로 더 쉽게 퍼진다. 겨울에는 사람들이 주로 실내에 모이는 것도 바이러스의 전파율을 높이는 원인이다.

춥다는 것 자체는 병을 일으키지 않는다. **날씨가 추우면 습도가 낮아지고 사람들이 실내에 모이는 일이 잦아지므로 감기 바이러스가 더 잘 퍼지는 것이다.** 바이러스는 문 손잡이, 키보드, 쇼핑 카트 등 여러 사람의 손이 닿는 곳을 통해 퍼져 나간다. 아무리 날씨가 추워도 바이러스가 사람에서 사람으로 전염되지 않으면 감기에 걸리지 않는다.

하지만 새로운 연구도 있다. 날씨가 추우면 일단 몸속에 들어온 감기 바이러스가 더 쉽게 증식할 수 있다고 한다. 또한 날씨가 추우면 면역력이 약화되어 감기 바이러스가 몸에 침입하기가 더 쉽다.

따라서 추운 겨울에 감기 걸리지 않도록 단단히 입고 나가라는 말에도 일말의 진실이 있다고 하겠다. 어쨌든 이것만은 기억해두자. 날씨가 아무리 추워도 우리가 감기에 걸리는 것은 감기 바이러스 때문이지 추운 날씨 자체 때문은 아니다.

감기 바이러스는 매우 다양하다

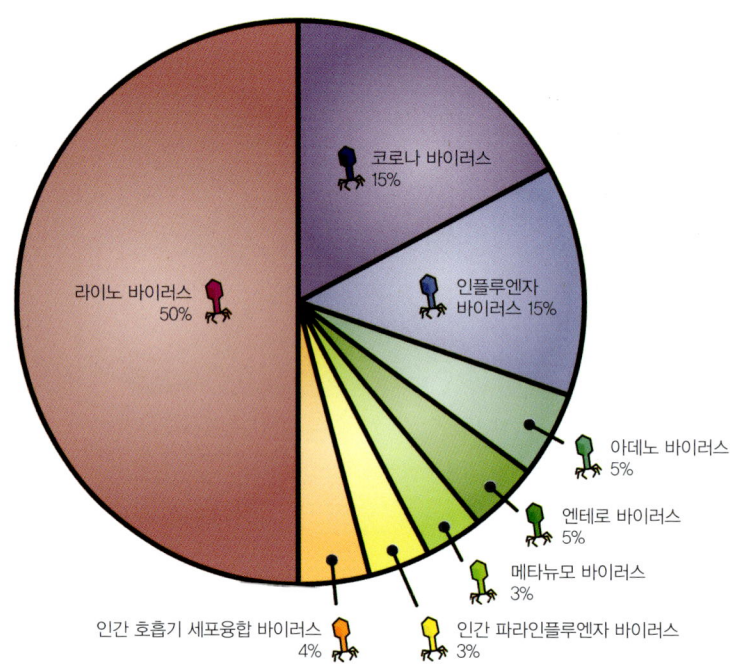

평생 딱 한 번만 걸리면 다시는 걸리지 않는 바이러스도 있다. 수두 바이러스가 대표적이다. 하지만 누구나 알듯이 감기는 수없이 반복해서 걸릴 수 있다. **감기를 일으키는 바이러스가 매우 다양하여 2백 종이 넘기 때문이다.**

따라서 감기에 걸렸다가 완전히 나았다고 해도 바로 다른 바이러스가 몸에 들어올 수 있다. 이렇게 연속으로 바이러스에 감염되면 감기가 낫지 않고 오래 지속되는 것처럼 보인다.

앞에서 말했듯이 대부분의 어린이는 1년에 6~8차례 감기에 걸린다. 어린이집에 다니기 시작하면 더 자주 걸린다. 1년에 8~12번이나 감기에 걸리는 아이들도 많다. 하지만 나이가 들수록 더 많은 감기 바이러스를 만나고 싸워 물리치게 되므로 어린이의 면역계는 점점 튼튼해진다. 비유하자면 많은 전투를 치른 장군이 현명하고 노련해지는 것과 같다. 애석하게도 이렇게 현명하고 노련해지려면 수많은 전투를 겪는 수밖에 없다. 어린이들이 감기에 걸리는 횟수가 줄어들려면 몇 년의 세월이 필요한 것이다.

감기 바이러스는 어떻게 점막 세포를 손상시킬까?

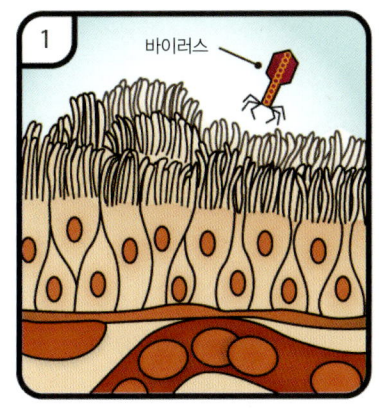 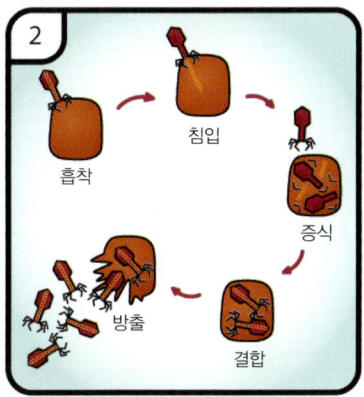 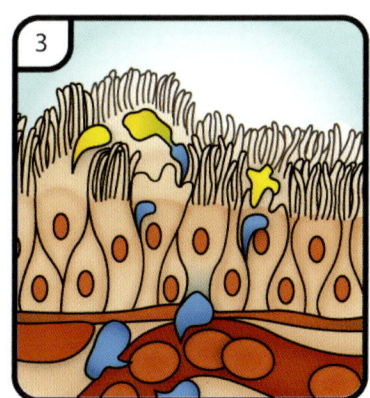

우리의 코, 입, 눈을 통해 몸속에 들어온 감기 바이러스는 점막 세포를 침범하여 증식하기 시작한다. 감기 바이러스는 끊임없이 세포를 침범하고 증식하기 때문에 감염 부위의 많은 세포들을 파괴한다.

넘어져서 무릎이 까졌다고 해보자. 약을 아무리 많이 발라도 벗겨진 피부를 더 빨리 낫게 할 수는 없다. 새로운 피부 세포가 다시 자라나려면 시간이 필요하다! 마찬가지로 **감기 바이러스가 코나 목 또는 눈의 점막을 파괴한 경우 아무리 약을 많이 써도 더 빨리 회복되지는 않는다.** 회복에는 시간이 필요하다. 점막이 완전히 회복될 때까지는 점액이 많이 생기고 쉽게 자극을 받게 된다.

감기에 걸렸을 때 코막힘과 기침을 덜어주는 약은 수없이 많다. 충혈 제거제는 콧속의 혈관을 수축시켜 점액 생산을 감소시키고 코막힘을 줄여준다. 기침약은 뇌 속의 기침 중추에 작용하여 기침 반사를 억제시킨다.

그러나 어떤 약물도 치유 과정 자체에는 도움이 되지 않는다. 더욱이 어린이에게도 효과가 있다고 입증된 약물은 없다. 오히려 많은 약이 어린이에게 위험한 부작용을 일으킨다고 알려져 있다. 따라서 **절대로 어린이에게 기침약과 감기약을 줘서는 안 된다.**

감기 바이러스는 접촉, 재채기, 기침을 통해서 퍼져나간다

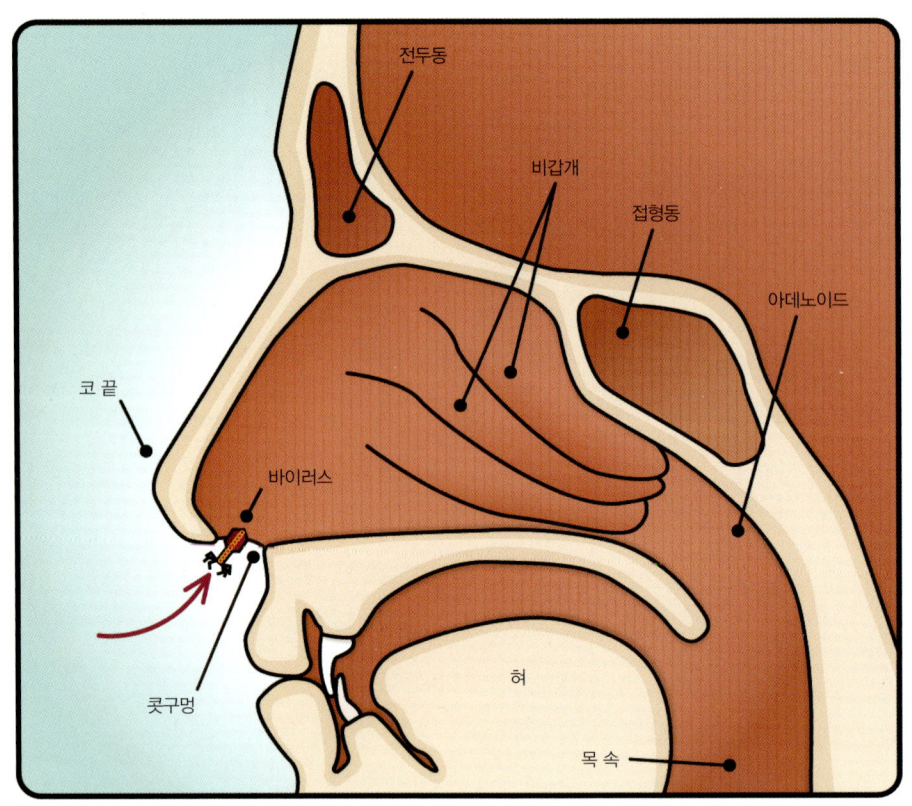

 가을 겨울이 되면 사실상 어디에나 감기 바이러스가 있다고 봐야 한다. 부지런히 손을 씻는 사람도 겨울을 나는 동안 몇 번씩 감기에 걸리는 일이 많다. 감기 역시 삶에서 피할 수 없는 것들 중 하나인 셈이다.

 감기 바이러스는 감염된 사람이 손으로 만진 곳에 묻어 있다가, 그곳에 손을 대는 순간 우리 손으로 옮겨온다. 감기 바이러스가 묻어 있는 손으로 코나 입, 눈을 만지면 바이러스가 우리 몸속으로 들어올 기회가 생긴다.

감기 바이러스는 공기를 통해 우리 몸속에 들어오기도 한다. 감기에 걸린 사람이 재채기나 기침을 하면 침에 섞여 밖으로 튀어나온 감기 바이러스들이 공중에 둥둥 떠 있다가 주변 사람들이 숨쉴 때 몸속으로 들어가는 것이다.

겨울에는 어디나 감기 바이러스가 하도 많아서 감기를 완전히 피한다는 것은 거의 불가능하다. 다행히도 감기는 합병증만 생기지 않는다면 위험하지 않다. 우리 면역계가 감기를 물리치는 과정 자체가 건강에 도움이 되기도 한다.

감기를 완벽하게 막지 못한다고 실망할 필요는 없다. 위생에 신경을 쓰고 건강에 좋은 습관을 들이면 겨울뿐만 아니라 일년 내내, 감기는 물론 다른 질병에 걸리는 횟수가 크게 줄어든다. 어린이들에게 손을 잘 씻고, 씻고 난 후에는 완전히 말리는 습관을 가르치는 것은 매우 중요하다. 손을 씻을 때는 "생일 축하합니다" 노래를 부르면서 노래가 완전히 끝날 때까지 물을 틀어놓은 상태에서 양손을 잘 비비도록 가르치면 좋다. 또한 기침이나 재채기를 할 때는 손이 아니라 옷소매로 입을 가리는 습관을 들여주면 다른 사람에게 병원체를 옮길 가능성을 줄일 수 있다.

기침을 줄이는 법

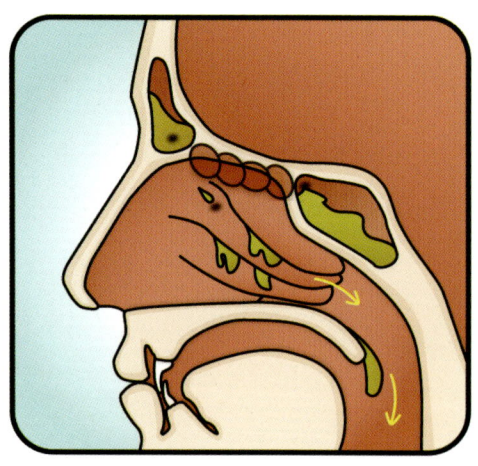 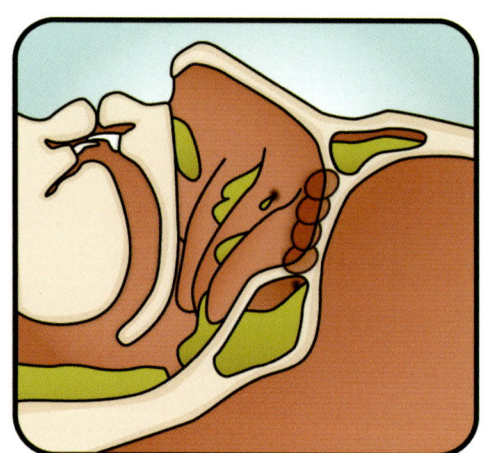

기침은 유독 밤에 심해진다. 그 이유는 점액이 잘 배출되지 않기 때문이다. 낮에는 똑바로 서 있거나 앉아 있기 때문에 점액이 목을 타고 내려간다. **하지만 밤에 자려고 누우면 점액이 목 뒤에 고여 숨쉬기가 힘들어지고 기침이 심해진다.** 부모들이 퀭한 눈으로 병원에 아이를 데려와서 밤새껏 기침을 어찌나 심하게 하는지 한잠도 못 잤다고 하는 이유가 바로 여기에 있다.

자려고 누우면 목욕하려고 욕조에 물을 받을 때처럼 점액이 목 뒤편에 천천히 고인다. 어느 정도 이상 고이면 액체가 기도로 넘어오지 못하도록 기침 반사가 일어난다. 이런 일이 밤새껏 반복되는 것이다.

앞에서 말했듯이 약은 점액을 조절하는 데 도움이 되지 **않는다**. 어린이, 특히 6세 미만에서는 안전하지도 않다. 그러면 어떻게 해야 할까? 안전하면서도 어린이를 조금 편하게 해줄 수는 없을까? 몇 가지 요령이 있다. 물론 증상을 일시에 없앨 수는 없으며, 결국은 시간이 지나야 해결된다.

1. 어린이가 많이 불편해 하지 않는다면 코를 통해 점액을 자주 흡인해준다. 전기로 작동하는 기구나, 부모가 입으로 빨아들여 점액을 흡인하는 기구는 특히 유용하다. 코에 식염수를 몇 방울 떨어뜨려주면 더욱 좋다. 점액이 묽어져서 더 쉽게 흡인할 수 있다.

2. 어린이의 상체를 약간 올린 자세로 재우면 중력에 의해 점액이 목에 고이지 않고 뒤로 넘어간다. 유아라면 쉽지 않지만, 나이가 어느 정도 든 어린이는 베개를 두 세 개 겹쳐 상체를 올려줄 수 있다.

3. 밤에 가습기를 사용하면 목 뒤의 이물감을 해소하는 데 도움이 되고, 점액을 묽게 하는 데도 도움이 된다.

4. **돌이 지난** 어린이는 티스푼으로 벌꿀을 먹여주면 목 뒤의 이물감을 해소하는 데 도움이 된다. 단, **돌 전의 어린이에게는 보툴리눔 식중독의 위험이 있기 때문에 꿀을 먹여서는 안 된다!**

5. 물이나 음료를 많이 마시도록 하여 수분을 충분히 공급한다. 따끈한 국이나 수프도 좋다. 김을 쐬면 점액이 묽어지는 효과도 있다.

감기의 자연 경과

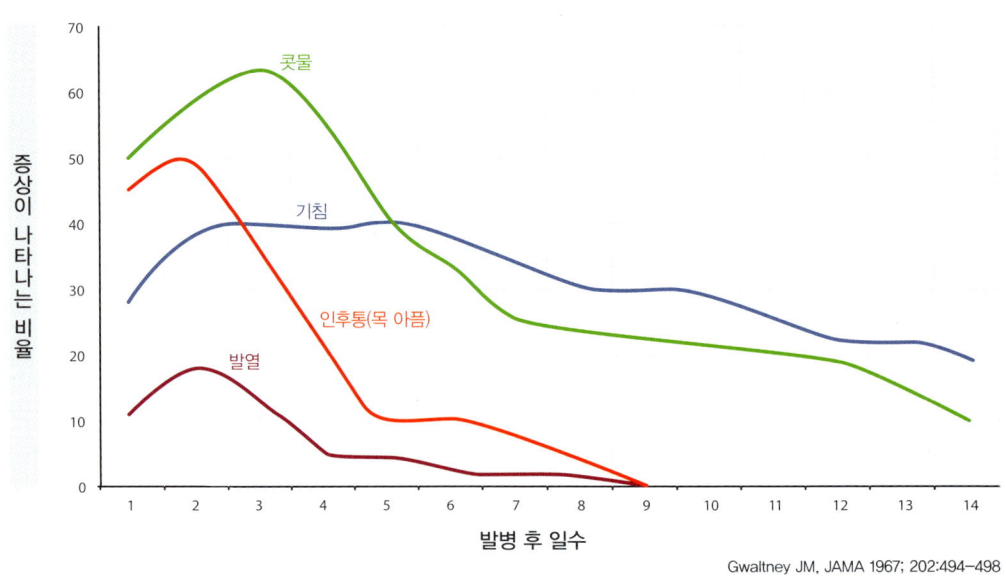

Gwaltney JM, JAMA 1967; 202:494-498

어린이는 보통 1년에 6~8회 감기에 걸리며, 한 번 감기에 걸리면 2주 이상 지나야 완전히 낫는다.

열은 보통 3~5일 정도면 떨어지지만, 7~9일 정도 지속되는 경우도 드물지 않다. 열이 3일 이상 지속된다면 반드시 의사를 만나 2차 감염이 생기지 않았는지 확인해야 한다. 감기 바이러스 자체 때문에 열이 날 수도 있지만 중이염, 부비동염, 폐렴 등 다른 병이 생겼을 가능성도 있다는 뜻이다.

목이 아픈 것은 보통 5~7일간 지속된다. 갈수록 더 심하게 아프다든지, 5일 이상 목이 아프다면 의사를 만나는 것이 좋다.

코막힘과 기침은 보통 1~2주 정도 지나야 좋아진다. 그러나 3~6주간 기침이 계속되는 일도 드물지 않다. 기침이 2~3주 이상 지속되고 좋아지는 기미가 보이지 않는다면 의사를 만나 천식이나 폐렴 같은 문제가 없는지 진찰을 받는 것이 좋다.

천식같은 문제가 겹쳐 있다면 기침을 조절하고, 호흡을 편하게 해주기 위해 몇 가지 조치를 취할 수 있다. 하지만 그런 경우가 아니라면 기침이 오래 지속된다고 해도 딱히 해줄 만한 것이 없다.

정리하자면, 감기에는 시간이 가장 좋은 약이다!

겨울이 오면 몇 차례 감기에 걸린다고 생각해야 한다

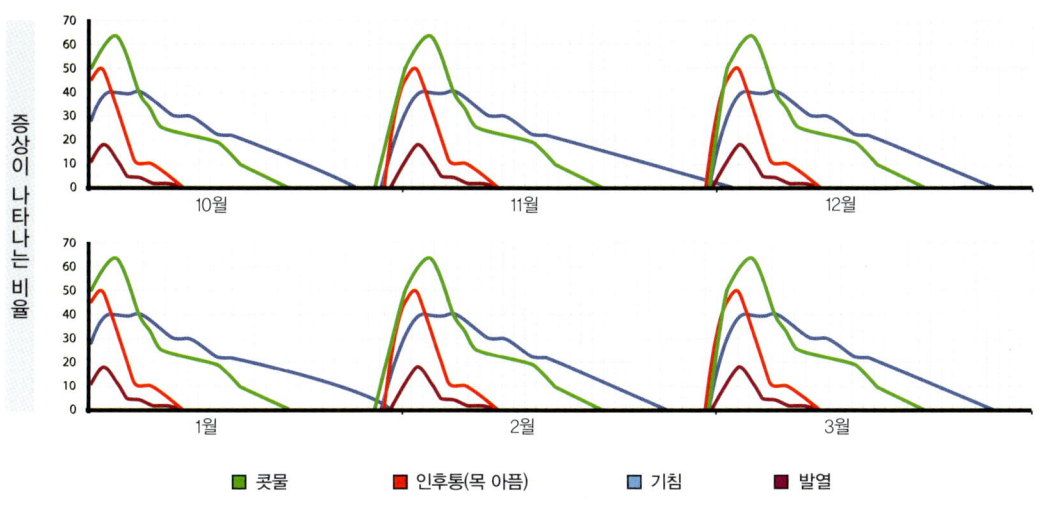

Gwaltney JM, JAMA 1967; 202:494-498

대부분의 어린이는 겨울을 나면서 한 달에 한 번꼴로 감기에 걸린다. 여기서 겨울이란 10월에서 이듬해 3월까지를 말한다. 가끔 증상이 좋아지기도 하지만, 부모는 걱정이 앞서기 때문에 6개월 내내 가래 기침을 달고 사는 것처럼 생각한다. 믿지 않을지도 모르지만 모든 아이들이 다 그렇다!

그러니 아예 어린이는, 특히 생후 몇 년간은 겨울에 기침과 코막힘을 달고 산다고 생각하는 것이 마음이 편할 것이다. 처음 아기를 키우는 부모들 또한 겨울이 오면 아기와 함께 앓게 마련이다!

감기에 걸린 어린이 중 상당수는 중이염을 함께 앓는다. 그것도 한 번이 아니라 몇 번씩 앓는다. 감기는 치료법이 없지만, 중이염은 치료할 수 있다. 중이염이 의심된다면 반드시 의사에게 보여야 한다(제5장 참고). 또한 폐렴이나 천식 비슷한 문제도 생길 것이라고 예상하는 편이 낫다. 이런 합병증에 관해서는 뒤에 자세히 설명할 것이다.

열이 떨어지지 않고 계속되는 세 가지 이유

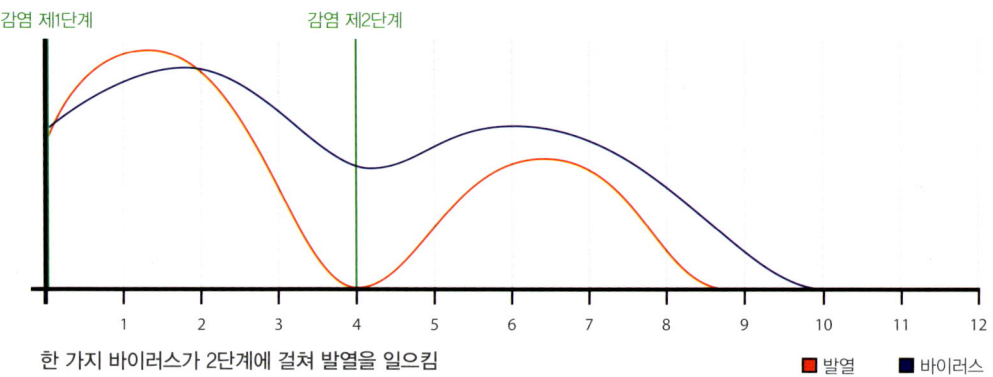
한 가지 바이러스가 2단계에 걸쳐 발열을 일으킴

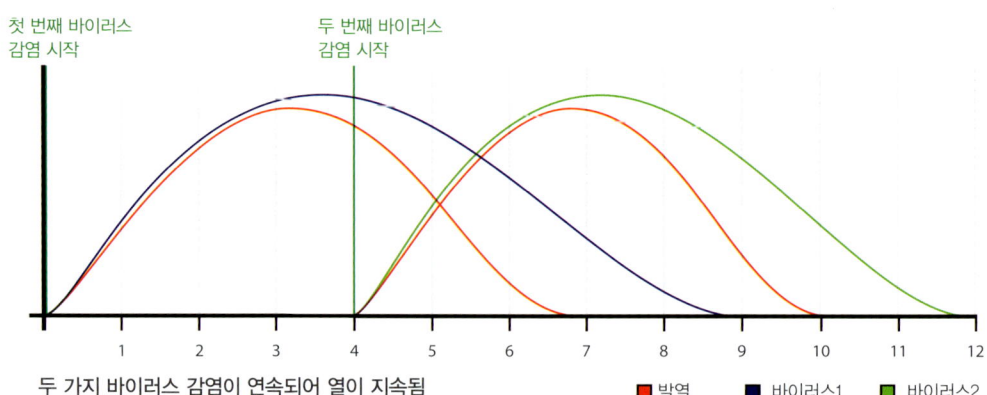
두 가지 바이러스 감염이 연속되어 열이 지속됨

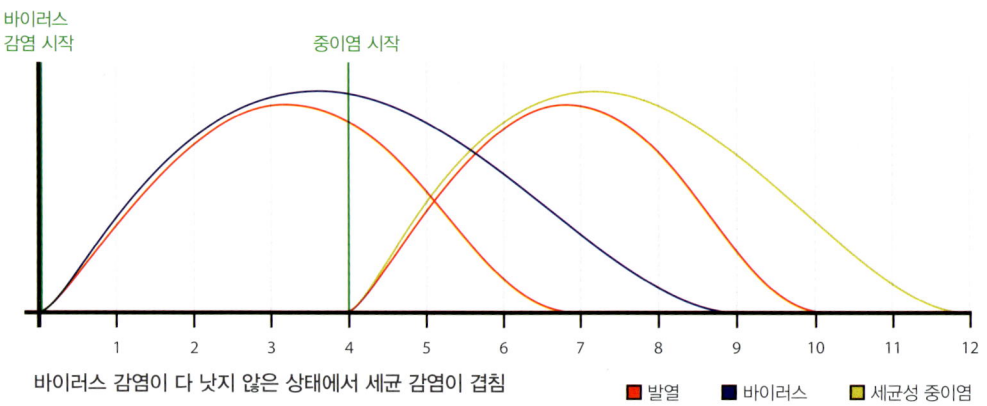
바이러스 감염이 다 낫지 않은 상태에서 세균 감염이 겹침

어린이들은 끊임없이 열이 나곤 하지만, 열이 거의 떨어진 것처럼 보였다가 다시 오르는 일도 드물지 않다. 이렇게 낫는가 했더니 다시 열이 오르는 현상은 보통 세 가지로 설명한다.

첫 번째 시나리오 – 면역계가 용감하게 싸워 침입한 바이러스를 물리친다. 열이 떨어지기 시작한다. 그러나 바이러스가 다시 세력을 회복하여 두 번째로 열을 일으킨다. 대부분의 경우, 결국 면역계가 승리를 거둔다. 바이러스를 몸에서 완전히 몰아내면 열도 완전히 떨어진다.

두 번째 시나리오 – 면역계가 용감하게 싸워 침입한 바이러스를 물리친다. 열이 떨어지기 시작한다. 이때 또 다른 바이러스가 몸을 침입하여 두 번째로 열을 일으킨다. 대부분의 경우, 결국 면역계가 승리를 거둔다. 바이러스를 몸에서 완전히 몰아내면 열도 완전히 떨어진다.

세 번째 시나리오 – 면역계가 용감하게 싸워 침입한 바이러스를 물리친다. 열이 떨어지기 시작한다. 이때 바이러스 감염에 이어 **세균** 감염이 일어나 두 번째로 열을 일으킨다. 대부분의 경우, 결국 면역계가 승리를 거둔다. 바이러스를 몸에서 완전히 몰아내면 열도 완전히 떨어진다. 그러나, 세균 감염에는 보통 항생제가 필요하다.

일반적으로 열이 떨어지는 듯하다가 다시 난다면 의사를 찾아가 세균성 합병증이 생기지 않았는지 진찰을 받아야 한다. 세균에 의해 중이염, 부비동염, 폐렴 등이 생겼을 때는 항생제를 쓰고 경과를 면밀히 관찰해야 한다.

감기에 걸리면 일시적으로 입맛이 떨어진다

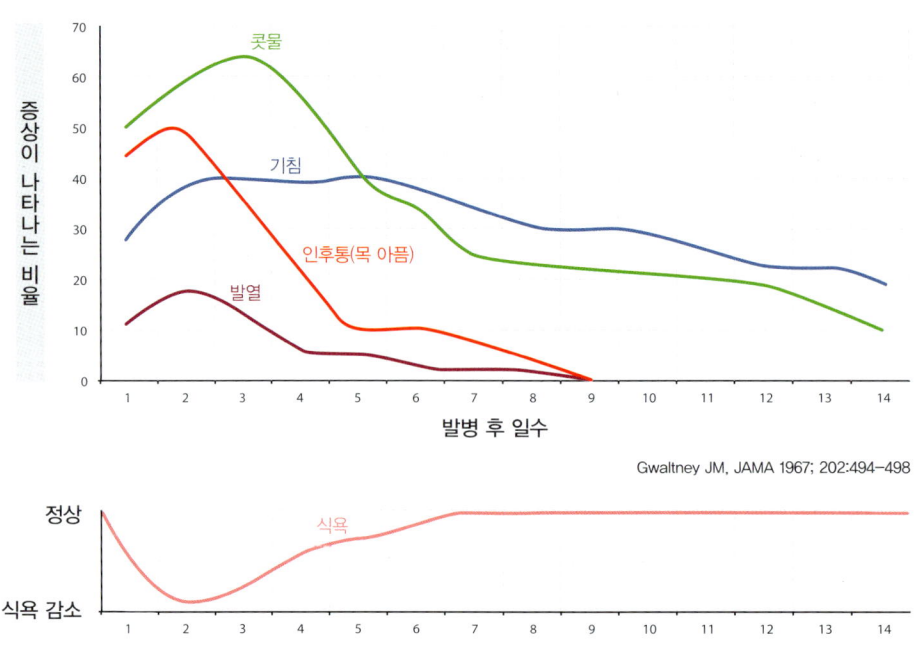

Gwaltney JM, JAMA 1967; 202:494-498

대부분 병에 걸리면 식욕이 떨어진다. 그 이유는 뭘까? 음식을 소화하려면 에너지가 필요하다. 어린이가 병에 걸리면 몸에서는 일부러 음식 먹기를 중단시킨다. 에너지를 소화 과정에 쓰지 않고 병과 싸우는 데 쓰기 위해서다.

우리 몸속에는 에너지가 지방의 형태로 저장되어 있다. 필요하다면 일시적으로 음식을 먹지 않아도 이 에너지를 가져다 쓸 수 있다. 이런 식으로 음식을 소화하는 데 들어가는 에너지를 아껴 병원체와 싸우는 데 쓰는 것이다. 이런 과정을 통해 면역계는 보다 빠르고 효과적으로 병원체를 물리칠 수 있다.

그러니 병에 걸리면 입맛이 없어지는 것은 자연스러운 현상이다. 어린이가 잘 놀고 활발하며 물이나 음료를 잘 마신다면 걱정할 필요는 없다. 그러나 물이나 음료도 잘 마시지 않으면서, 축 처져서 놀지도 않고, 주변에서 일어나는 일에 관심을 보이지 않는다면 반드시 의사를 찾아가 심각한 감염이 아닌지 확인해야 한다.

식욕은 보통 열과 반비례한다. 열이 높게 오를수록 식욕은 떨어지며, 열이 가라앉고 병원체가 물러가면 정상으로 돌아온다.

알레르기와 감기는 어떻게 다를까?

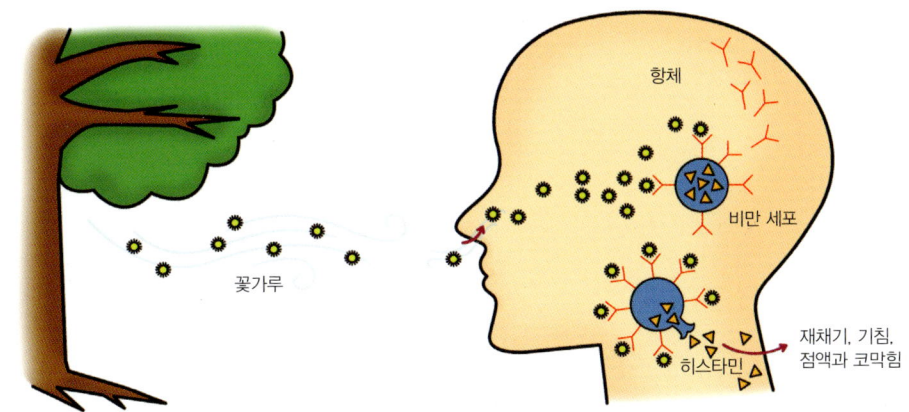

부모들은 종종 감기와 알레르기가 어떻게 다르냐고 묻는다. 간단히 대답할 수 있으면 좋겠지만 두 가지를 구별하기란 그리 쉬운 문제가 아니다. 감기와 알레르기는 모두 점액(콧물, 가래), 재채기, 기침, 코막힘을 동반한다. **일반적으로, 감기에서는 기침과 점액으로 인한 증상이 더 심하게 나타나며, 알레르기에서는 재채기와 가려운 증상(눈, 코)이 두드러진다.**

감기 바이러스가 점막을 침입하면 코와 목의 점막 세포가 파괴되면서 재채기, 기침, 콧물, 가래, 코막힘이 생긴다. 한편 알레르기 증상은 알레르기 유발물질(꽃가루 등)이 코와 목을 침입하여 비만 세포를 자극함으로써 생긴다. 자극받은 비만 세포는 히스타민이라는 물질을 방출하는데 이 물질이 재채기, 기침, 콧물, 가래, 코막힘을 일으키는 것이다.

히스타민 분비는 알레르기에서만 일어난다. 따라서 항히스타민제는 알레르기에는 효과가 있지만 감기에는 듣지 않는다. 감기와 알레르기를 구별하는 간단한 방법은 먹는 항히스타민제를 1~2주간 써보는 것이다. 상당히 호전된다면 증상의 일부 또는 전부가 알레르기 때문일 가능성이 높다.

겨울이 오면 어린이들은 감기 바이러스의 침입과 알레르기로 인한 문제들을 동시에 겪는 경우가 많다. 이때 알레르기 약을 쓰면 증상이 약간 호전되지만, 감기로 인한 증상은 알레르기 약에 듣지 않으므로 그대로 진행되어 결국 감기가 나아야만 좋아진다.

대부분의 어린이들은 2~3년 연속 같은 계절에 똑같은 알레르기 유발물질에 노출된 후에야 비로소 계절성 알레르기가 시작된다. 따라서 **2~3세 미만의 어린이에서는 알레르기가 거의 없다.**

감기 바이러스가 어디를 침입했는지가 중요하다

염증성 합병증

- 크룹과 후두염
- 기관지염과 모세기관지염
- 바이러스성 폐렴
- 바이러스성 결막염
- 목의 염증 (인두염)
- 늑연골염
- 코의 염증(비염)과 부비동의 염증(부비동염)
- 늑막염

바이러스

- 유스타키오관 폐쇄 + 세균 → 세균성 중이염
- 눈물관 폐쇄 + 세균 → 세균성 결막염
- 부비동 배출구 폐쇄 + 세균 → 세균성 부비동염
- 폐의 배출구 폐쇄 + 세균 → 세균성 폐렴

폐쇄성 합병증

위치가 정말 중요하다! 감기 바이러스라고 하면 보통 콧물, 가래, 기침, 코막힘을 떠올린다. **하지만 감기 바이러스가 어디를 침입했는지에 따라 전혀 다른 증상과 전혀 다른 질병이 생길 수 있다. 똑같은 병원체라도 호흡기의 어디를 침범하느냐에 따라 다양한 모습으로 나타난다는 뜻이다.**

교실에서 모든 학생이 정확히 동일한 감기 바이러스에 걸린다고 생각해보자. 한 아이는 감기 바이러스가 목을 침범하여 바이러스성 인두염을 일으킨다. 한 아이는 바이러스가 눈으로 들어가 바이러스성 결막염을 일으킨다. 다른 아이는 바이러스가 유스타키오관을 막아 가운데귀(중이)에 물이 고이고 여기에 연쇄상구균이라는 세균이 자라 중이염을 일으킨다. 똑같은 병원체가 침입했지만 신체의 어느 부위를 침범했느냐에 따라 전혀 다른 증상, 전혀 다른 질병이 생긴 것이다.

이번 장에서 뒤에 나오는 그림들은 한 가지 감기 바이러스가 일으킬 수 있는 다양한 염증성 합병증을 설명한다. 폐쇄성 합병증에 관해서는 제5장과 제6장에서 설명한다.

바이러스성 비염/부비동염

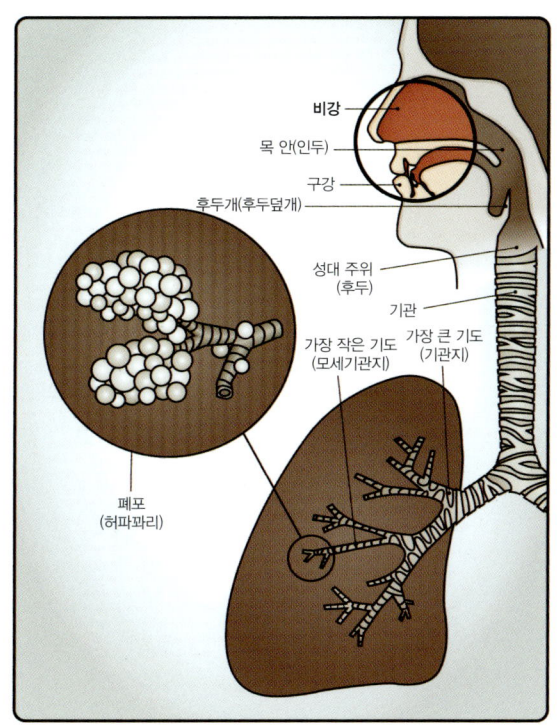

감기 바이러스가 콧속을 침입하면 콧속에 염증이 생기는데(비염), 바로 이런 상태를 **감기**라고 부른다. **감기의 특징은 누구나 알 듯이 기침, 재채기, 콧물, 목 아픔, 코막힘, 발열 등이다.**

또한 감기 바이러스는 코 주변에 있는 부비동(그림에는 나타내지 않음)을 침범하여 바이러스성 부비동염을 일으킬 수 있다. 바이러스성 부비동염은 세균성 부비동염보다 훨씬 흔하며, 세균성 부비동염과 달리 항생제를 쓸 필요가 **없다**.

초록색 콧물이나 초록색 가래는 골수세포형 과산화효소myeloperoxidase라는 효소에 의해 생기는 것으로 바이러스성 감염에서도 얼마든지 볼 수 있다. **따라서 초록색 콧물이 나온다고 항생제를 사용하는 것은 좋은 치료라 할 수 없다.**

인두염(목감기)

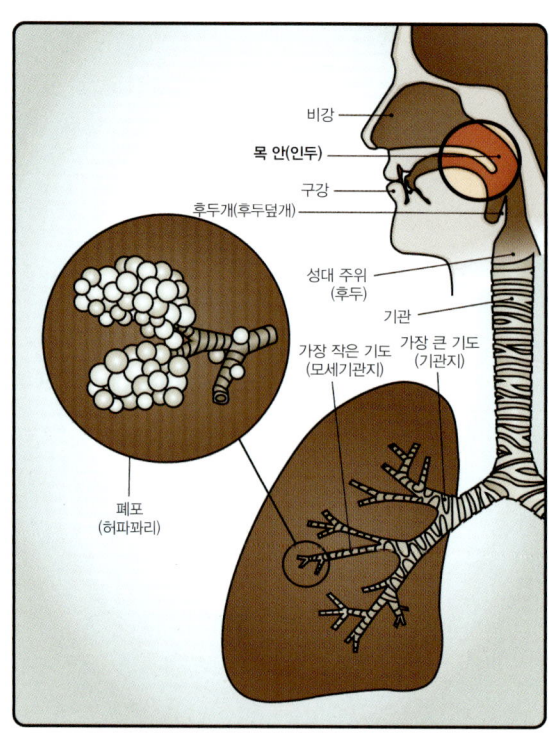

감기 바이러스가 목 안을 침범하면 **목 아픈 증상(인두염)**이 시작된다. 흔히 목감기라고 부르는 상태다. 인두염은 원인이 감기 바이러스라면 항생제가 필요 없지만, 세균(연쇄상구균성 인두염)이라면 항생제를 써야 한다.

인두염의 약 85퍼센트는 바이러스에 의해 생긴다. 세균 감염보다 바이러스 감염이 훨씬 많다. 바이러스에 의한 인두염은 아무런 치료를 하지 않아도 시간이 지나면 저절로 좋아지지만, 목이 심하게 아플 때는 소금물로 가글링을 해주면 도움이 되기도 한다. 그 외에는 물을 많이 마시고 열을 떨어뜨려 주는 등 보조적인 치료만 해주면 충분하다.

비염(코감기), 부비동염, 인두염(목감기)을 합쳐서 **상기도 감염**이라고 한다.

크룹/후두염

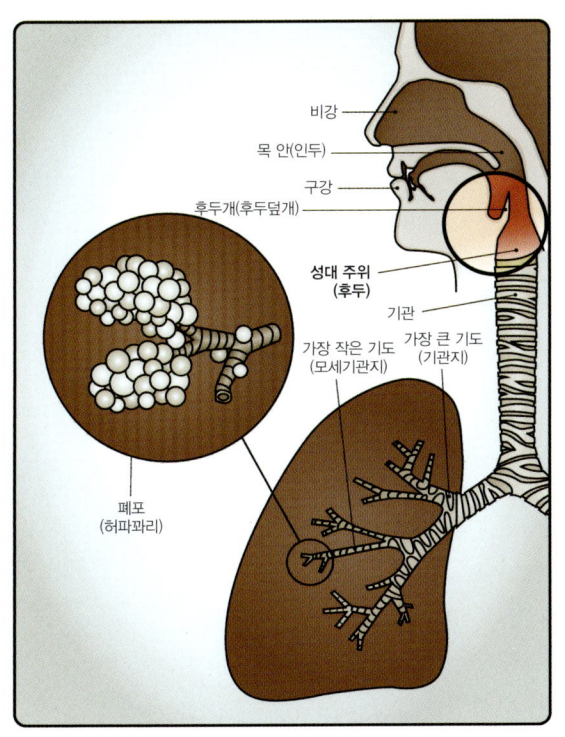 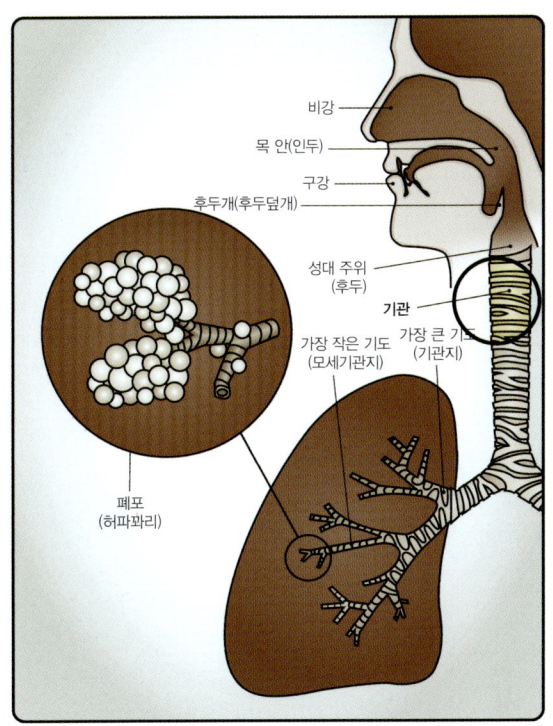

감기 바이러스가 성대나 기관을 침범하면 **크룹**이라는 병이 생길 수 있다. **크룹의 특징은 개가 짖는 것처럼 컹컹거리는 기침을 하는 것이다.** 아이가 그런 기침을 하면 금방이라도 무슨 일이 생기지나 않을까 겁이 나지만 크룹으로 위험해지는 일은 거의 없다.

크룹에 걸리면 종종 천식처럼 숨 쉴 때 쌕쌕거리는 소리가 나기도 한다. 천식 때 나는 소리를 천명음 wheezing, 크룹 때 나는 소리를 협착음 stridor이라고 구분하기고 하고, 두 가지 모두 천명음이라고 말하는 사람도 있다. 크룹의 협착음은 시끄러운 고음으로 숨을 들이쉴 때 난다. 반면 천식에서 들리는 천명음은 휘파람 소리에 가깝고 숨을 내쉴 때 나는 것이 특징이다. **천명음이 들린다면 폐에 문제가 생겼다는 뜻이므로 더 중하다고 생각할 수 있으며 반드시 의사에게 알려야 한다.**

크룹에 걸리면 성대와 기관의 염증을 가라앉히기 위해 경구용 스테로이드를 처방한다. 집에서 할 수 있는 치료로는 15분간 따뜻한 김이 나는 욕실에서 목욕을 시킨다거나, 어린이와 함께 밖에 나가 짧게 산책을 할 수 있다. 대부분 아주 심한 것 같다가도 별 다른 조치를 취하지 않았는데 금방 낫곤 한다.

성대에 감염이 생겼을 때 나타나는 또 다른 질병으로 **후두염**이 있다. 후두염의 특징은 갑자기 목소리가 안 나오는 것이다. 하지만 성대를 쓰지 않고 쉬는 것 외에 다른 조치를 취하지 않아도 시간이 지나면 저절로 낫는다.

기관지염/모세기관지염

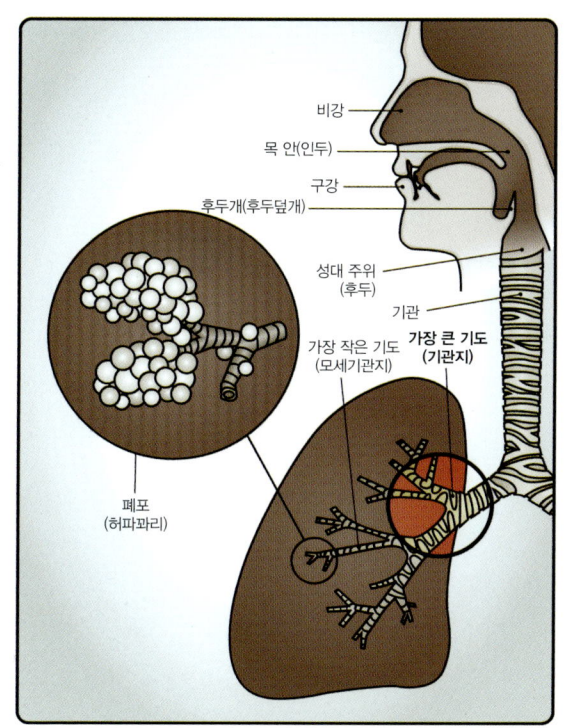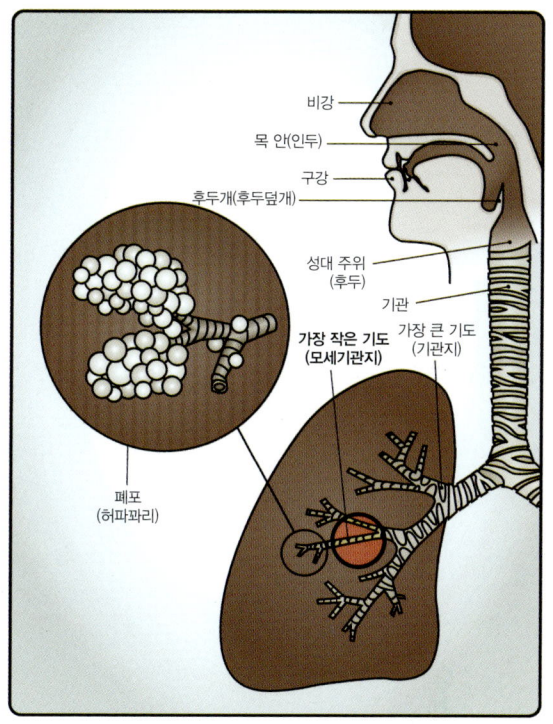

감기 바이러스는 폐를 향해 계속 아래로 진행하는 중에 공기가 지나는 길, 즉 기도를 감염시켜 염증을 일으킬 수 있다. 기도 중 큰 부분을 기관지라고 한다. 기관지가 감염되는 병이 **기관지염**이며, 주로 성인에서 생긴다. 작은 기도는 모세기관지라고 한다. 모세기관지가 감염되는 병이 **모세기관지염**이며, 주로 2세 미만의 유아에서 볼 수 있다.

기도가 감염되면 기도 벽에 염증이 생기고 점액이 분비되어 공기가 지나는 길이 좁아지므로 쌕쌕거리는 소리(천명음)가 들릴 수 있다. **코감기에 걸렸을 때 코가 막히고 콧물이 나는 것과 똑같은 증상이 폐 속 깊숙한 곳에 있는 기도에서 벌어진다고 생각하면 이해하기 쉽다.**

기관지염과 모세기관지염은 거의 항상 바이러스 감염에 의해 생기지만, 의사들은 항생제를 처방하는 일이 매우 흔하다. 안타깝게도 이들 질병에 항생제는 아무런 도움이 되지 않는다. 천식에 쓰는 약(스테로이드와 흡입제)을 처방하는 경우도 많은데, 원래부터 천식이 있는 아이가 아니라면 역시 큰 도움이 되지 않는다.

감기와 마찬가지로 모세기관지염에서 가장 중요한 문제는 바이러스 자체에 의해 기도가 손상되는 것이다. 손상된 기도가 완전히 회복되려면 몇 주, 심지어 몇 달이 걸린다. 아주 어린 유아라면 상태를 잘 관찰하고 산소를 공급하는 등 보조적 요법을 시행하기 위해 입원이 필요할 수도 있다.

어린이가 숨쉬기 힘들어하거나, 활발하게 놀지 못하고 축 처진다면 반드시 의사를 찾아가야 한다. 대부분 시간이 지나면서 저절로 좋아지지만 기침이 상당히 오랫동안 지속될 수 있다는 점을 염두에 두는 것이 좋다.

참고로 호흡기 세포융합 바이러스respiratory synctial virus, RSV는 모세기관지염을 일으키는 병원체로 악명이 높지만, 모세기관지염의 25퍼센트만이 RSV에 의한 것이며 나머지는 다른 감기 바이러스에 의해 생긴다. RSV에 의해 생겼든, 다른 바이러스에 의해 생겼든 모세기관지염의 증상과 치료는 위에 설명한 것과 같다.

바이러스성 폐렴

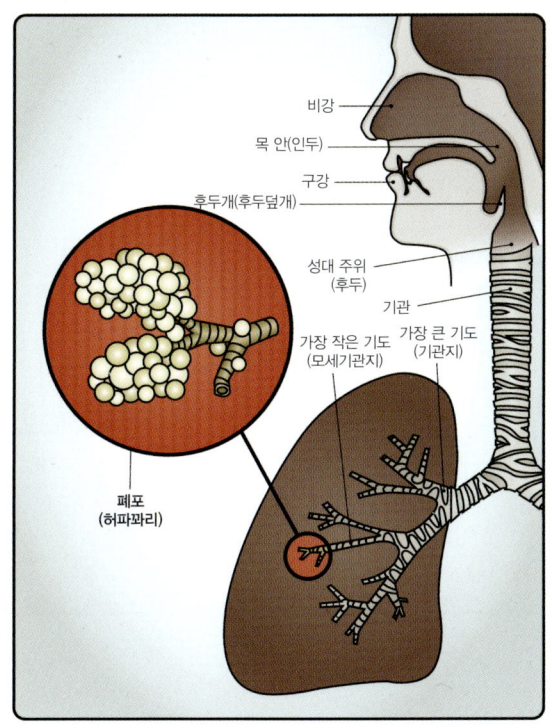

바이러스가 계속 아래로 진행하여 마침내 폐포에 도달하면 **바이러스성 폐렴**이 생길 수 있다. 바이러스성 폐렴은 상당히 고통스럽고, 심하면 위험할 수도 있다. 그러나 그렇게까지 심각해지는 일은 드물며, 대부분 시간이 지나면 저절로 낫는다.

모세기관지염과 마찬가지로 바이리스싱 폐렴도 심하면 면밀한 관찰과 보조 요법을 위해 입원이 필요할 수 있다. **어린이가 숨쉬기 힘들어하거나(지금 막 달리기를 마친 아이처럼 보인다) 잘 놀지 않고 처져 보이면 반드시 의사를 만나야 한다.**

세균성 폐렴(제6장 참고)은 바이러스성 폐렴보다 훨씬 중한 병이며 반드시 항생제로 치료해야 한다. 세균성 폐렴일 때도 숨쉬기 힘들어하고 잘 놀지 않는 등의 증상은 비슷하다. 의사들은 신체 검사와 흉부 X선 사진(필요 없는 경우도 많다)을 통해 폐렴인지 아닌지, 폐렴이라면 바이러스성인지 세균성인지 구별할 수 있다.

기도를 세 구역으로 나눈다면

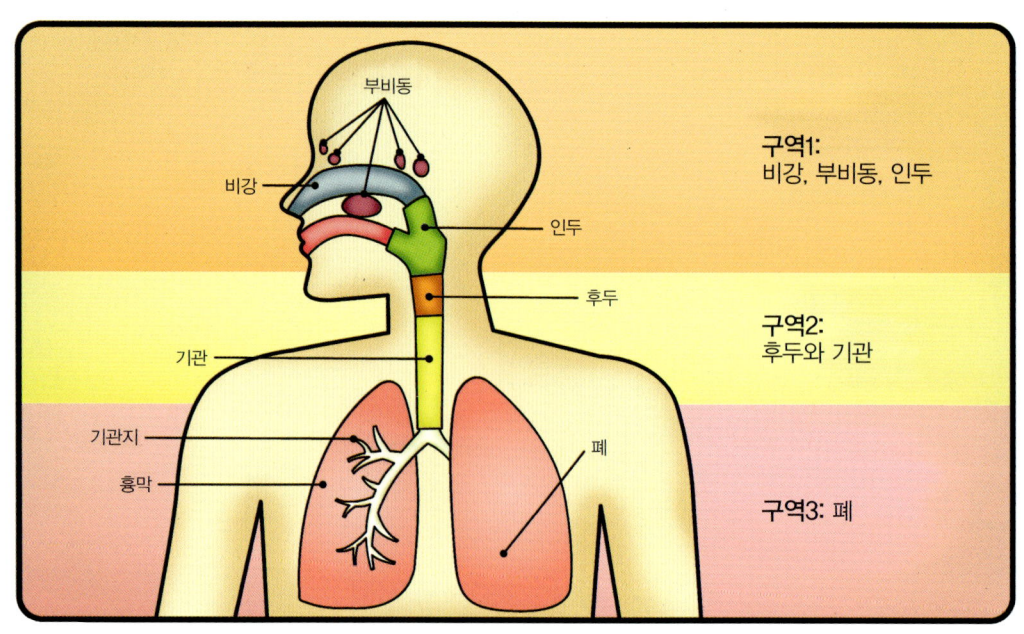

구역1 - 상기도	비강, 부비동, 인두(목 안)	감기(비염), 바이러스성 부비동염, 목감기
구역2 - 중기도	후두, 기관	크룹, 후두염
구역3 - 하기도	폐(기관지, 모세기관지, 폐포)	기관지염/모세기관지염, 바이러스성 폐렴

호흡기 바이러스 감염이 생긴 어린이를 진료할 때 가장 중요한 것은 감염이 어디를 침범했는지 가려내는 것이다. **하기도(구역3)를 침범한 감염은 절대 경계를 늦춰서는 안 된다. 폐에 문제가 생기면 생명을 위협하는 합병증으로 진행할 수 있기 때문에 병원에 입원시켜 산소를 공급하거나 면밀히 관찰해야 한다.** 반면 상기도/중기도(구역1과 구역2)의 문제는 대부분 저절로 좋아진다. 의사 입장에서는 크룹에 스테로이드를 주는 것 말고는 부모를 안심시키는 것이 가장 중요하다. 사실 이런 어린이들은 병원에 오지 않아도 큰 문제가 없다.

그렇다면 하기도가 침범되었다는 사실을 어떻게 알 수 있을까? 두 가지 뚜렷한 소견이 있다.

1. **함몰:** 숨쉴 때마다 목 바로 아래, 흉곽 아래, 갈비뼈 사이가 안으로 쑥쑥 들어가는 증상이다. 어린이는 마치 전력 질주를 마친 것처럼 힘겹게 숨을 쉰다. 흉부 함몰이 잠깐 나타났다 없어진다면 크게 걱정할 일은 아니지만, 한 시간 이상 지속적으로 나타나면 빨리 의사를 만나야 한다.

2. **호흡수 증가:** 1분에 몇 번이나 숨을 쉬는지 세보자. 한 시간 이상 지속적으로 해당 연령의 정상 호흡수보다 더 빨리 숨을 쉰다면 의사를 만나야 한다.

연령	정상 호흡수
유아기(출생-1세)	30~60
걸음마기(1~3세)	24~40
학령 전기(3~6세)	22~34
학령기(6~12세)	18~30

그 밖에 하기도가 침범되었을 때 나타날 수 있는 증상으로는 숨쉴 때 코 양쪽이 넓어지는 증상, 그르렁거리는 잡음, 쌕쌕거리는 소리, 피부색의 변화(창백해지거나 얼룩덜룩하거나 파래짐) 등이 있다.

지금까지 말한 내용에 바이러스 감염의 폐쇄성 합병증으로 인한 세균 감염은 포함되지 않았다는데 유의해야 한다. 바이러스 감염 시 동반될 수 있는 세균성 합병증을 전체적으로 파악하려면 앞 쪽을 다시 읽어본다.

이것만은 기억합시다

- ✓ 어린이에게 효과적으로 사용할 수 있는 기침약이나 감기약은 없다.
- ✓ 감기의 합병증에는 염증성 합병증과 폐쇄성 합병증 등 크게 두 가지가 있다.
- ✓ 대부분의 어린이는 1년에 적어도 6~8회 감기에 걸린다.
- ✓ 기침이 밤에 더 심한 이유는 자려고 누우면 점액이 목 뒤에 고이기 때문이다.
- ✓ 감기가 완전히 나으려면 2주 이상이 걸린다.
- ✓ 감기에는 시간이 가장 좋은 약이다.
- ✓ 열이 떨어질 듯하다가 다시 오른다면 반드시 의사를 만나야 한다.
- ✓ 알레르기와 감기는 비슷하지만 시험 삼아 항히스타민제를 써보면 구분하는 데 도움이 된다.
- ✓ 위치가 중요하다! 감기 바이러스가 어느 부위를 침범하느냐에 따라 전혀 다른 증상과 질병이 생길 수 있다.
- ✓ 공기가 지나가는 길, 즉 기도는 상기도, 중기도, 하기도 등 크게 세 가지로 나누어 생각하면 편리하다. 감기 바이러스가 어떤 구역을 침범하느냐에 따라 특징적인 합병증이 생긴다.
- ✓ 일반적으로 하기도 감염이 더 심하고 걱정스럽다. 흉부 함몰이나 호흡수 증가가 지속적으로 나타난다면 반드시 의사를 만나야 한다.

감기 바이러스는 어디에나 있다. 겨울에 감기를 피한다는 것은 불가능하다. 아무리 조심하고 위생에 신경을 써도 어린이들은 일정한 횟수만큼 감기에 걸리게 마련이다. 그리고 감기 바이러스가 어느 부위를 침범하는지에 따라 각기 다른 증상과 질병을 겪게 된다.
염증성 합병증은 대부분 치료가 필요 없으며, 보조적인 요법만으로 시간이 지나면 저절로 좋아진다.
따라서 어린이가 숨쉬기 힘들어 하거나, 잘 놀지 않고 처지거나,
열이 떨어질 듯하다가 다시 오르는 경우가 아니라면
대부분의 감기는 병원을 찾을 필요가 없고,
집에서 따뜻하게 보살펴주면 저절로 좋아진다.

EAR INFECTIONS

제5장

중이염

감기의 폐쇄성 합병증 중 가장 흔한 것이 **중이염**이다. 어린이가 감기에 걸린 지 며칠 후까지도 여전히 예민하고 많이 보채거나, 새로 열이 나기 시작하면 중이염이 생겼을 가능성이 높다.

귀를 잡아당기는 것이 중이염의 특징적인 증상이라고 생각하는 부모들도 많지만, 그것만으로는 중이염을 의심할 필요가 없다. 어린이들은 온갖 이유로 귀를 잡아당기기 때문이다. 가장 흔한 이유는 그저 귀를 잡아당기는 것이다!

중이염은 어린이들이 경구 항생제를 처방받는 가장 흔한 이유다.

대부분 중이염에 걸리면 의사를 만나야 한다. 애석하게도 한번 중이염에 걸리면 자꾸 반복되는 경우가 많다. 중요한 원인 중 하나는 유스타키오관이 해부학적으로 중이염에 걸리기 쉽게 되어 있다는 것이다. 다행히 중이염을 치료하고 반복 감염을 막는 몇 가지 좋은 방법이 개발되었다.

중이염과 외이도염은 생기는 부위가 다르다

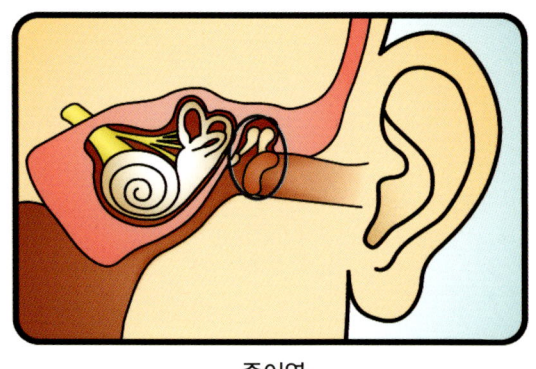
중이염

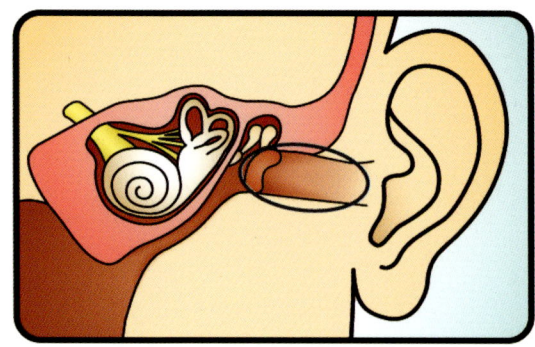
외이도염

귀에 병원체가 침입하여 감염을 일으키는 병에는 크게 두 가지가 있다. 하나는 중이염이고, 또 하나는 외이도염이다. 겉으로 보기에는 그저 귀가 아픈 것처럼 보이고, 증상도 비슷할 수 있지만 두 가지 병은 생기는 부위가 다르다.

중이염은 고막 **안쪽** 중이中耳라는 공간에 생기는 병이다.

외이도염은 고막 **바깥쪽**, 즉 귓구멍에서 고막에 이르는 길(외이도)에 생기는 병이다. 그러니 해부학적으로 두 가지 병은 완전히 다르다.

외이도염은 수영을 하고 난 후에 자주 생긴다고 하여 '수영 선수의 귀 감염증'이라고도 한다. 이 말은 귀에 물이 들어가면 외이도염이 생길 수 있다는 뜻이다. 그러나 귀에 물이 들어간다고 해서, 심지어 일부러 귀에 물을 넣어도 중이염은 생기지 않는다. 중이염은 유스타키오관이 막혔을 때 생긴다.

외이도염은 어떻게 생길까?

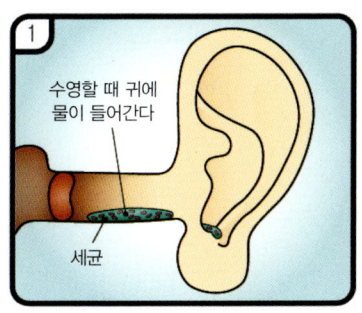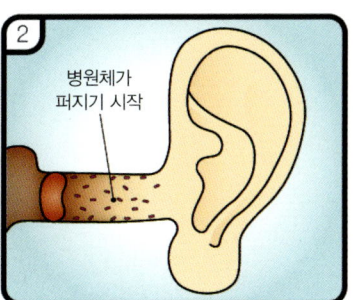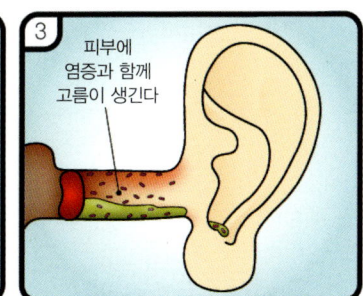

외이도염은 보통 땀을 많이 흘리거나 수영을 한 뒤, 땀이나 물이 외이도에서 빠져나가지 못하고 고여 있을 때 발생한다. 귓속에 들어간 물에 세균이 섞여 있을 수도 있고, 평소에 외이도에 살고 있던 세균이 증식할 수도 있다.

물이 귓속(외이도)에 고이면 습도가 적당한 환경이 만들어져 세균이 급속도로 증식하는 수가 있는데, 이렇게 되면 외이도염이 생긴다. 샤워나 목욕을 할 때는 귀에 물이 들어가도 바로 증발해 버리기 때문에 외이도염이 생기는 일이 드물다.

외이도염의 치료는 항생제가 들어 있는 점이액(귓구멍을 통해 귓속에 떨어뜨리는 물약)을 5~7일 정도 넣는 것이다. 염증이 아주 심하다면 먹는 항생제를 써야 하는 경우도 있다.

중이염은 어떻게 생길까?

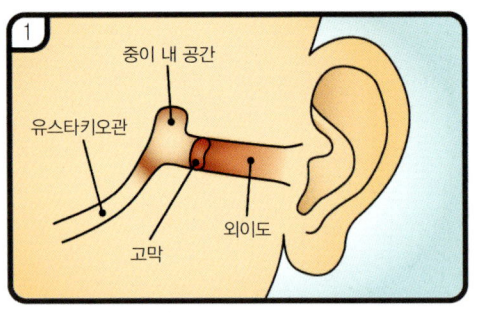

정상 중이 내 공간

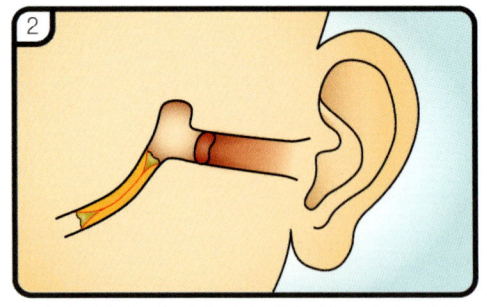

감기 바이러스에 의해 생긴 점액이 유스타키오관을 막아버린다

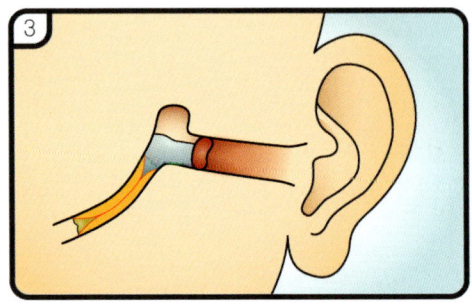

중이 내 공간에 액체가 고인다

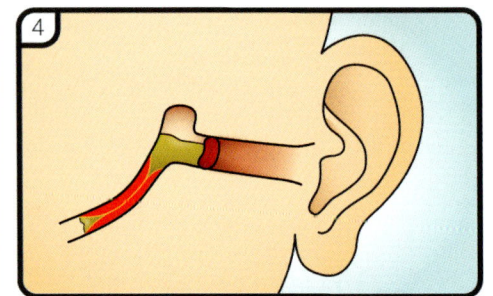

이 액체 속에 세균이 침입하여 감염이 일어난다

중이염이 생기는 과정은 좀 더 복잡하다.

1. 중이 내 공간은 유스타키오관을 통해 목으로 통한다. **유스타키오관이 열려 있는 한 중이염은 생기지 않는다.**
2. 어린이가 감기 바이러스에 감염되면 콧속이 부어오르고 점액(콧물)으로 인해 코가 막힌다. 마찬가지로 유스타키오관도 부어오르고 점액으로 인해 막힐 수 있다.
3. 중이의 점막 세포는 평소에도 체액을 분비하며, 이 체액은 유스타키오관을 통해 빠져나간다. 하지만 유스타키오관이 막히면 체액이 빠져나가지 못하여 중이 내 공간에 고이게 된다.
4. 이 체액 속에 세균이 침입하여 증식하기 시작하면 중이염이 생긴다.

중이염을 일으키는 세균은 어디서 왔을까?

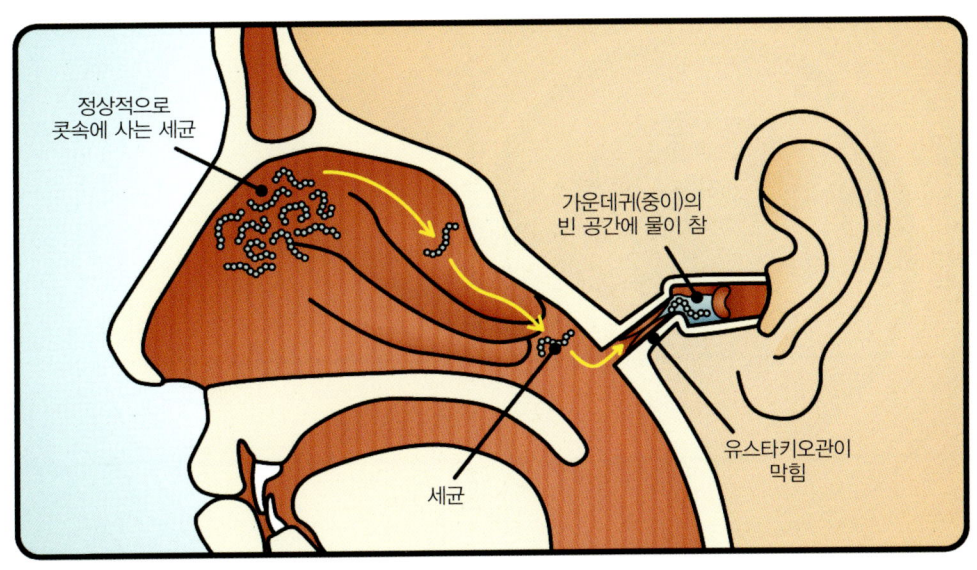

중이염을 일으키는 세균은 원래 중이 내 공간에 살았을 수도 있고, 코나 목 속에 살았을 수도 있다.

평소에 우리 몸속에 살고 있는 세균을 상재균常在菌이라고 한다. 상재균은 평소에는 병을 일으키지 않고 오히려 건강에 도움을 주기도 한다. 하지만 몸속 어딘가에 물이나 점액이 고이는 등 증식하기 좋은 환경이 만들어지면 병을 일으킬 수 있다. 세균이 적당한 환경을 만나 걷잡을 수 없이 증식하기 시작하면 결국 염증, 고름, 압박감, 통증, 발열 등의 증상이 생긴다.

폐쇄성 합병증은 여러 단계를 거치는 복잡한 과정이며, 원래부터 몸속에 살고 있던 상재균에 의해 일어나는 경우가 많기 때문에 전염성이 있다고는 생각되지 않는다. 애초에 몸을 침입하여 점액과 코막힘 등을 일으킨 감기 바이러스는 전염될 수 있지만, 폐쇄성 합병증 자체는 전염되지 않는다.

중이염도 세균이 관여하지 않고 오직 바이러스에 의해서만 생길 수 있다. 폐쇄된 중이 내 공간에서 세균이 증식하듯, 바이러스도 증식할 수 있다. 하지만 중이염이 바이러스에 의해서만 생기는 경우는 그리 흔하지 않다. 어쨌든 바이러스에 의해 중이염이 생겼다면 항생제를 쓸 필요는 없다.

하지만 바이러스성 중이염과 세균성 중이염을 구분하기란 쉽지 않으며, **대부분의 중이염이 세균성**이기 때문에 일반적으로 항생제 치료를 하는 것이다. 특히 어린이가 귀에 통증이 있다는 사실이 확실할 경우는 더욱 그렇다.

항생제를 쓰더라도 유스타키오관이 다시 열리는 데는 수일에서 수주가 걸릴 수 있다

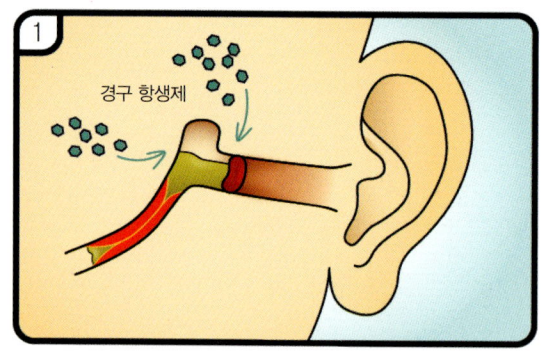

경구 항생제가 중이에 도달함

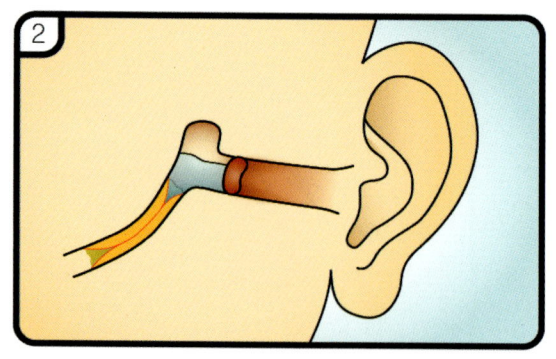

감염이 치료되더라도 중이 내 공간에는 여전히 체액이 남아 있다

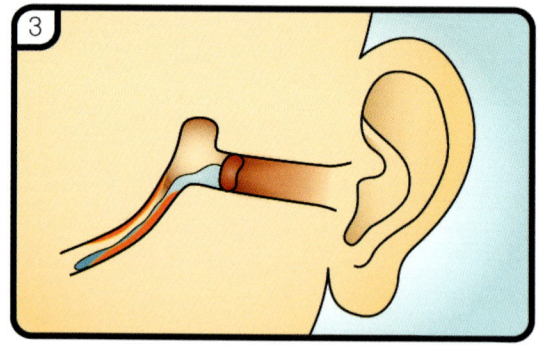

시간이 지나 유스타키오관이 다시 열리면 체액이 빠져나간다

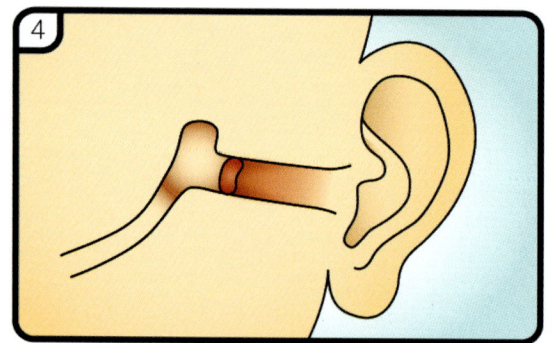

중이가 정상으로 돌아간다

일단 중이염이 생기면 감염을 치료하고, 통증을 가라앉히기 위해 일반적으로 경구 항생제를 써야 한다. 항생제 점이액(귓구멍을 통해 귓속에 떨어뜨리는 물약)은 고막을 뚫고 중이까지 들어갈 수 없으므로 도움이 되지 않는다. 물론 고막을 가로질러 튜브를 삽입했다거나, 고막이 뚫려 있는 경우에는 중이로 들어갈 수 있지만 이 문제는 나중에 따로 설명한다.

고막에 염증이 생기면 그것 자체가 통증을 일으킬 수 있으므로, 항생제가 아니라 진통제 점이액을 귀에 넣는 것은 도움이 될 수도 있다. 보통은 귀의 통증과 불편함을 가라앉히기 위해 아세트아미노펜이나 이부프로펜을 먹이는 경우가 훨씬 많다.

중이염을 항생제로 적절히 치료하면 중이 내 공간에 있던 세균이 완전히 사라지고, 기분도 좋아진다. 그러나 유스타키오관은 폐쇄된 상태로 남는 경우가 종종 있다. **따라서 중이염을 치료하고 난 후에도 며칠, 심지어 몇 주간 중이 내 공간에 고여 있던 체액이 빠져나가지 못하고 그대로 머물러 있을 수 있다.** 이렇게 계속 체액이 고여 있게 되면 또 다른 중이염이 생기기도 한다. 다행히 대부분 시간이 지나면서 유스타키오관이 다시 열려 고여 있던 체액이 빠져나간다.

애석하게도 막힌 유스타키오관을 시원하게 열어주는 약은 없다. 감기와 마찬가지로 이때도 시간이 가장 좋은 약이다.

어린이가 나이가 들면서 유스타키오관은 더 넓어지고 점점 수직에 가까워진다

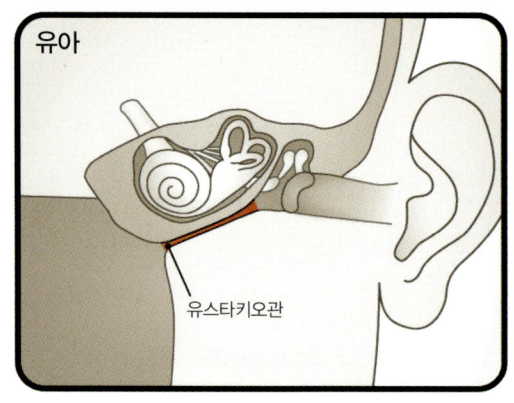
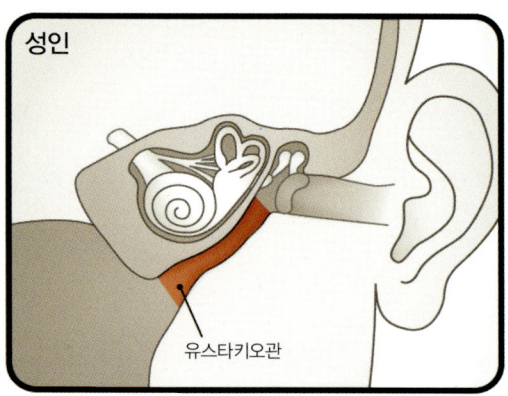

유아나 어린이가 성인보다 중이염에 더 잘 걸리는 데는 몇 가지 이유가 있다. 하지만 중이의 하수관 노릇을 하는 유스타키오관의 해부학적 구조가 가장 중요하다.

유아의 유스타키오관은 매우 가늘고 거의 수평에 가깝다. 따라서 중이 내 공간에 있는 체액이 목으로 빠져나가기가 쉽지 않다. 하지만 어린이가 나이가 들고 성장하면서 유스타키오관은 점점 넓어지고 수직 방향을 향하게 된다. 이렇게 되면 중이 속의 체액이 쉽게 빠져나가므로 중이염에 걸릴 위험이 점점 줄어든다.

누구나 한번쯤 높은 곳에 올라가거나 비행기를 탔을 때 귀가 먹먹해지는 경험을 해봤을 것이다. 이때가 바로 유스타키오관이 막힌 것이다. 비행기라면 이륙과 착륙 시 기압 변화에 의해 유스타키오관이 일시적으로 막히는 수가 많다. 이때 유스타키오관이 다시 열릴 때까지 약간 불편함을 느낀다. 보통 침을 꿀꺽 삼키면 막힌 유스타키오관을 다시 열어주는 데 도움이 된다.

대부분의 어린이에서 유스타키오관을 통한 배출이 원활해지는 나이는 약 2세경이다. 하지만 이 시기가 늦어지는 어린이도 많다.

유전적으로 유스타키오관이 작은 가족도 있다. 당연히 중이염이 잘 생긴다. 이런 어린이들은 어느 정도 성장할 때까지 소아과를 단골로 드나들며, 1년에 몇 번씩 항생제 치료를 받는 경우가 많다.

이들 중 많은 수가 결국 고막에 압력평형튜브 pressure equalizing tube(이관이라고도 함)를 삽입하고 나서야 중이염에 걸리는 빈도가 줄어든다. 이관에 관해서는 뒤에 자세히 설명한다. 이관 시술을 받는 것이 도움이 될 것인지는 환자에 따라 다르므로 반드시 의사와 상의해야 한다.

보통 중이염은 감기로 시작된다

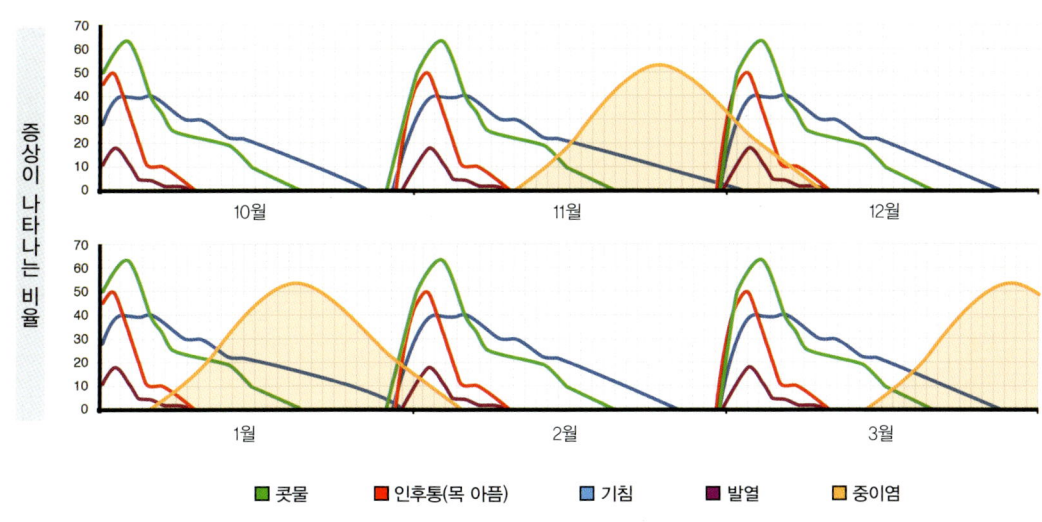

Gwaltney JM, JAMA 1967; 202:494-498

보통 중이염은 감기로 시작된다. 점액이 유스타키오관을 막으면 중이 내 공간에 체액이 고이고 여기에 세균 감염이 일어나는 것이다.

감기에 걸린 후 중이염으로 진행하는 것은 하루 이틀 만에도 일어날 수 있지만, 1~2주에 걸쳐 일어나기도 한다. 의사를 만나 바이러스성 감기일 뿐 중이염은 아니라고 진단받은 어린이가 하루 만에 중이염이 생기는 경우도 흔하다.

유스타키오관이 좁아 유독 중이염이 잘 생기는 어린이는 1년에 4~6차례, 또는 그 이상 중이염으로 고생하는 일도 드물지 않다. 일반적으로 중이염에 걸릴 때마다 항생제 치료를 받아야 한다.

똑같은 항생제를 자꾸 사용하면 항생제 내성균이 생겨 효과가 없어질 가능성이 있다. 이렇게 되면 점차 더 강한 항생제를 사용해야 한다. 어떤 항생제를 사용할 것인지는 그때그때 상황을 봐서 판단한다. 가능하다면 세균을 물리칠 수 있는 항생제 중 가장 약한 것을 선택해야 한다.

겨울을 나는 동안 중이 내 공간에 체액이 찼다 빠졌다를 반복할 수 있다

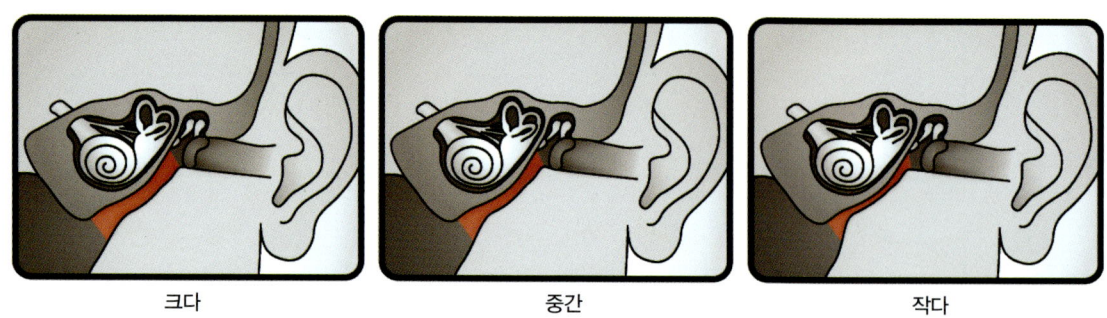

크다   중간   작다

대부분의 어린이들이 겨울을 나는 동안 여러 차례 감기에 걸리기 때문에, 4세 미만의 어린이들은 겨울 내내 중이 내 공간에 체액이 고였다 빠졌다를 반복하는 수가 많다.

유스타키오관이 작을수록 막히기 쉽다.

운이 좋아서 유스타키오관이 큰 편인 어린이는 중이 내 공간에 체액이 고이는 경우가 드물다. 유스타키오관의 크기가 중간 정도라면 겨울을 나는 동안 체액이 고였다 빠졌다를 반복하는 수가 많다. 유스타키오관이 작은 어린이는 겨울 내내 중이염이 여러 차례 반복되며 항상 중이 내 공간에 체액이 고여 있게 된다.

중이 내 공간에 체액이 고여 있는 시간이 길수록 중이염이 생길 가능성이 높다. 하지만 일부 어린이들은 중이염이 생기지 않은 채로 수주 또는 수개월간 중이 내 공간에 체액이 고여 있는 경우도 있다. 반대로 체액이 고여 있는 상태에서 하루 만에 중이염이 생기는 경우도 드물지 않다.

종종 부모들은 중이에 체액이 고여 있을 때 항생제를 써서 치료하면 중이염을 예방할 수 있다고 생각한다. 하지만 수많은 연구를 통해 이런 식으로 항생제를 써도 중이염에 걸리는 횟수가 줄지 않는 것으로 나타났다. 더욱이 이렇게 항생제를 자주 사용하면 정말로 중이염이 생겼을 때 항생제 내성균이 생겨 더 어려운 상황을 맞게 될 수 있다.

따라서 항생제는 실제로 문제가 생겼을 때에 한해서만 사용하는 것이 가장 합리적이다.

중이염에서 회복되어도 유스타키오관이 원래 상태로 돌아가려면 시간이 필요하다

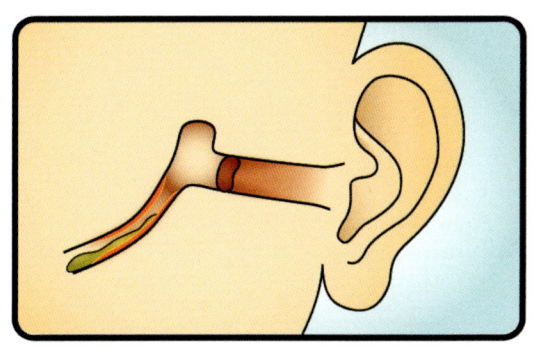
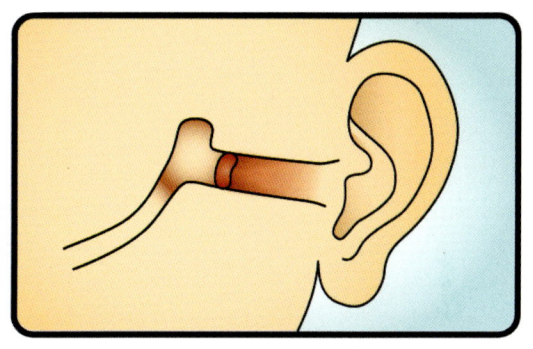

유스타키오관이 부어있는 상태가 지속됨 　　　　　정상 유스타키오관

　일단 중이염이 생기면 부어올랐던 유스타키오관이 완전히 원래 상태로 돌아가 체액 배출 능력을 회복하는 데까지는 시간이 걸린다.

　유스타키오관이 큰 어린이도 중이염에 걸릴 수 있다. 적절한 치료를 받아 세균이 모두 없어지고 중이염이 낫는다고 해도 유스타키오관은 한동안 부어오른 상태로 남아 있다. 이렇게 되면 사실상 유스타키오관이 좁아진 것과 마찬가지이므로 다시 막히거나 중이염이 생기기 쉽다.

　두 돌이 될 때까지 단 한 번도 중이염을 앓지 않았던 어린이가 느닷없이 서너 번 연속 중이염에 걸리는 이유가 바로 여기에 있다. 사실 이런 일은 매우 흔하며 특별히 걱정할 필요는 없다.

　유스타키오관이 완전히 가라앉아 정상 크기와 기능을 회복하면 체액이 적절히 배출되고 중이염이 반복되는 일도 없어진다. 하지만 유스타키오관이 완전히 정상으로 돌아가려면 몇 개월간 감기에 걸리지 않아야 한다. 겨울 들어 중이염이 계속 반복되다가 봄이 되니 좋아졌다는 경우가 바로 여기 해당한다.

2세가 넘은 어린이는 항생제를 쓰지 않아도 중이염이 낫는 경우가 있다

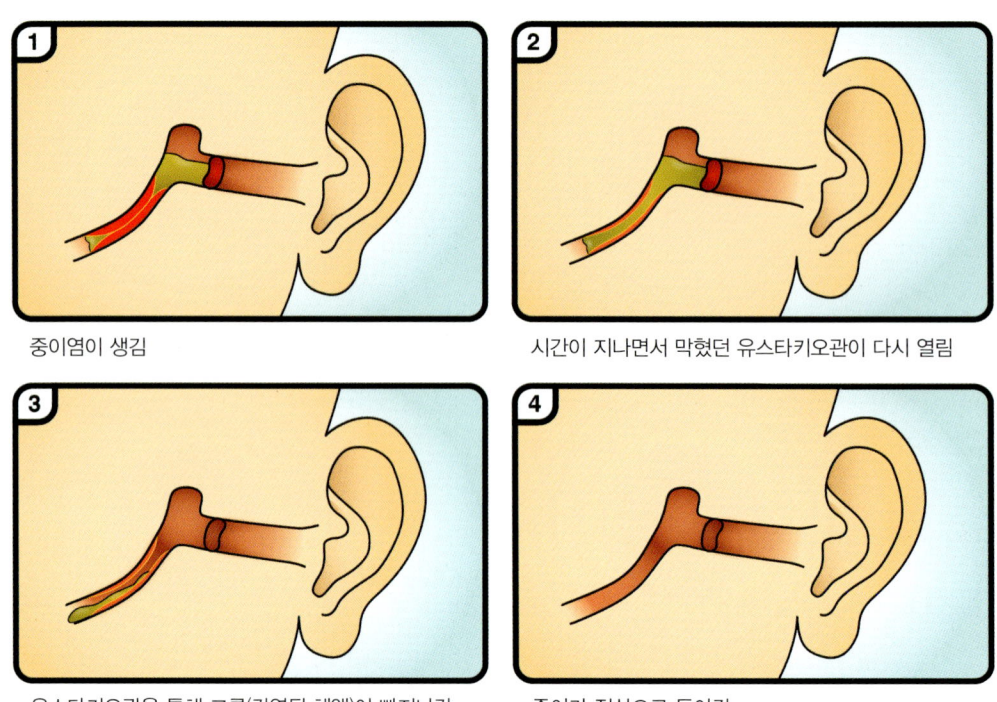

1. 중이염이 생김
2. 시간이 지나면서 막혔던 유스타키오관이 다시 열림
3. 유스타키오관을 통해 고름(감염된 체액)이 빠져나감
4. 중이가 정상으로 돌아감

　2세가 넘은 어린이가 오래도록 중이염이 반복되거나, 만성적으로 중이염이 계속된 적이 없다면 중이염에 걸렸더라도 항생제가 꼭 필요하지 않을 수 있다.

　2세가 넘은 어린이 중 약 80퍼센트는 중이염이 생겨도 유스타키오관이 저절로 다시 열린다. 중이에 고여 있던 감염된 체액이 빠져나가 저절로 낫는 것이다. 피부에 뾰루지가 났다가 저절로 터져 완전히 낫는 것과 비슷하다. 하지만 약 20퍼센트는 이런 일이 생기지 않으므로 경구 항생제를 복용해야 한다.

　또한 과거에 여러 차례 중이염을 앓았거나, 최근에 중이염을 앓은 적이 있다면 감염이 저절로 나을 가능성이 훨씬 낮다. 일반적으로 어린이가 통증과 불편감이 심할수록 항생제 치료를 시작하게 될 가능성이 높다. 따라서 항생제 치료를 할 것인지 결정할 때는 의사의 진찰 소견과 어린이의 병력이 중요하다.

중이염으로 인한 고막 파열

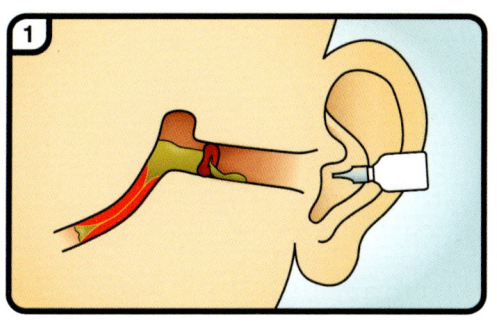

중이염으로 인해 압력이 높아져 고막이 파열됨

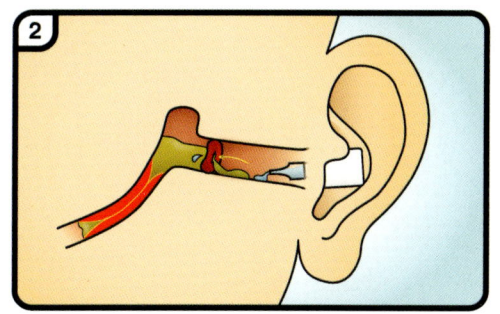

항생제 점이액을 넣으면 고막이 파열된 틈을 통해 중이 내 공간으로 들어감

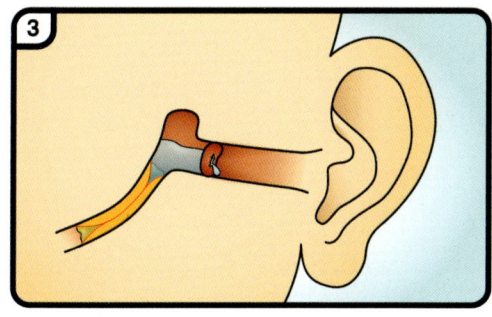

감염이 가라앉은 후에도 중이 내 공간에 체액이 남아 있음

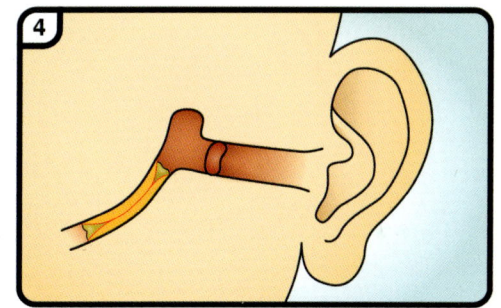

시간이 지나면서 고막이 아물어 치유됨

때때로 중이염 때문에 중이 내 공간의 압력이 너무 높아져 고막이 견디지 못하고 터지는 수가 있다. 이렇게 되면 중이 내 공간에 있던 고름이 외이도를 통해 흘러나온다. 어린이는 보통 고막이 파열되기 전에 심한 통증을 호소했다가, 일단 파열되고 나면 통증이 가라앉는다.

치료 방법은 다양하다. 때때로 항생제 점이액만 사용하여 치료하기도 한다. 하지만 외이도로 많은 양의 고름이 흘러나온다면 항생제 점이액과 경구 항생제를 함께 사용하기도 한다. 점이액만 써도 충분한 경우가 많지만 당연히 상황에 따라 적절한 치료를 결정해야 한다.

감염을 치료한 후에도 유스타키오관이 한동안 막혀 있기 때문에 중이염이 반복되기 쉽다. 그러나 시간이 지나면 유스타키오관은 반드시 다시 열리고 귀도 정상 상태로 돌아간다.

이관(압력평형튜브)

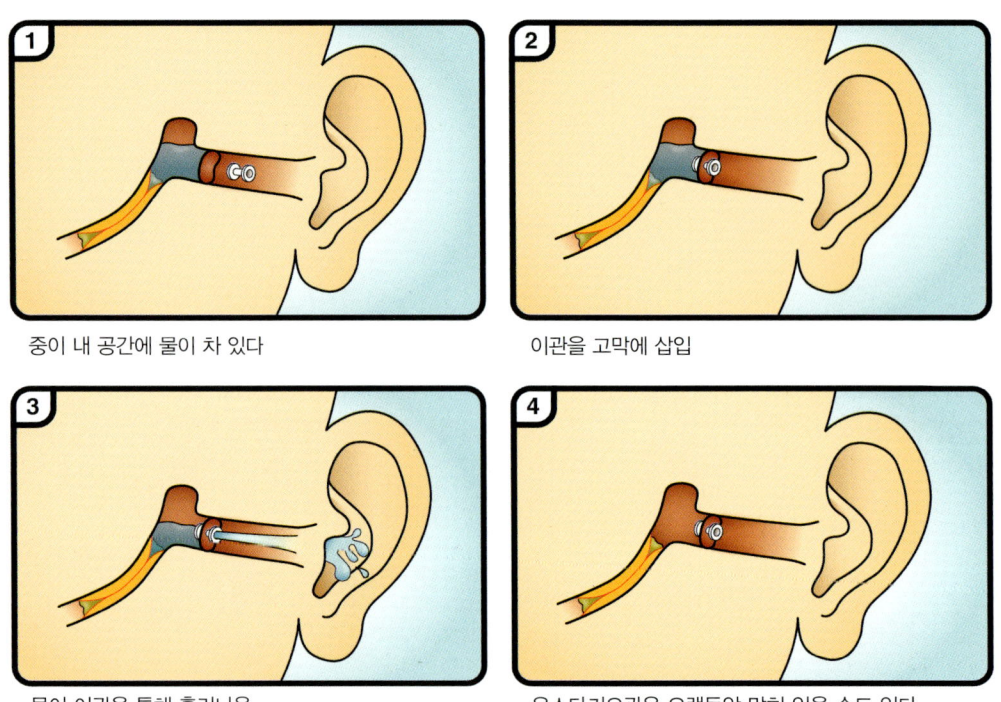

1. 중이 내 공간에 물이 차 있다
2. 이관을 고막에 삽입
3. 물이 이관을 통해 흘러나옴
4. 유스타키오관은 오랫동안 막혀 있을 수도 있다

중이염이 1년에 4번 이상 자주 반복되는 어린이에게는 압력평형튜브pressure equalizing tube**(이관)를 권하기도 한다.** 중이염이 자주 걸린다고 해서 항상 이관이 필요하다는 말은 아니다. 이관을 삽입하는 것은 비교적 안전한 시술이지만 전신 마취가 필요하다. 따라서 100퍼센트 안전하다고는 할 수 없으며, 시술을 받을 것인지는 환자와 상황에 따라 신중하게 결정해야 한다.

이관은 간단히 말해서 고막에 인공 배출구를 만들어주는 것이다. 유스타키오관이 막혀 있어도 체액이 이관으로 빠져나가므로 중이 내 공간에 체액이 고이지 않아 중이염을 예방할 수 있다.

알레르기와 감기는 모두 콧물과 코막힘을 동반하고, 따라서 유스타키오관이 막혀 중이염을 유발할 수 있다. 물론 감기가 훨씬 더 흔하며, 2세 미만 어린이에서는 특히 그렇다. 일부 의사들은 이관 시술을 받기 전에 유스타키오관의 폐쇄를 되돌릴 수 있는지 알레르기 약을 써보기도 한다.

이관을 갖고 있어도 중이염이 생길 수 있다

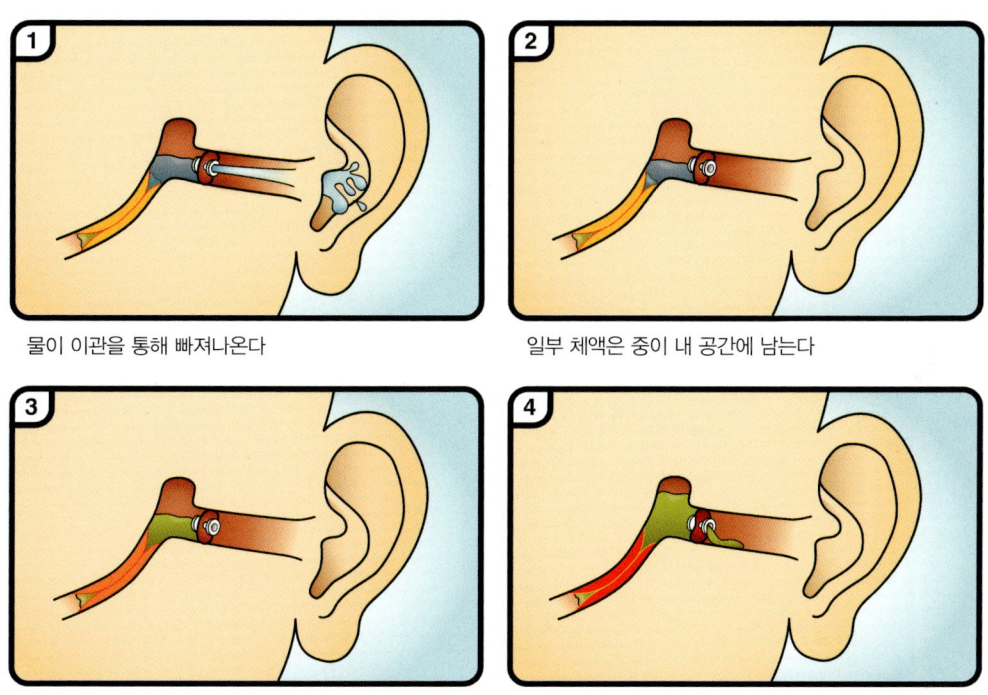

1. 물이 이관을 통해 빠져나온다
2. 일부 체액은 중이 내 공간에 남는다
3. 남아 있는 체액에 세균 감염이 발생한다
4. 고름이 이관을 통해 흘러나온다

이관은 중이염에 걸리는 횟수를 크게 줄여주지만 100퍼센트 효과가 있는 것은 아니다.

때에 따라서 이관을 갖고 있어도 중이 내 공간에 상당량의 체액이 남고, 여기에 세균이 침입하여 감염을 일으킬 수 있다.

하지만 이런 일이 자주 일어나는 것은 아니다. 이관 시술을 받고 난 어린이들은 대부분 중이염에 걸리는 횟수가 크게 줄어든다. 또한 중이염에 걸리더라도 이관을 통해 고막 안쪽의 압력이 낮아지므로 통증이 훨씬 덜하다. 치료도 더 쉽다. 항생제 점이액을 쓰면 이관을 통해 중이로 들어가 직접 감염을 치료할 수 있기 때문이다.

귀지 때문에 이관이 막히기도 한다

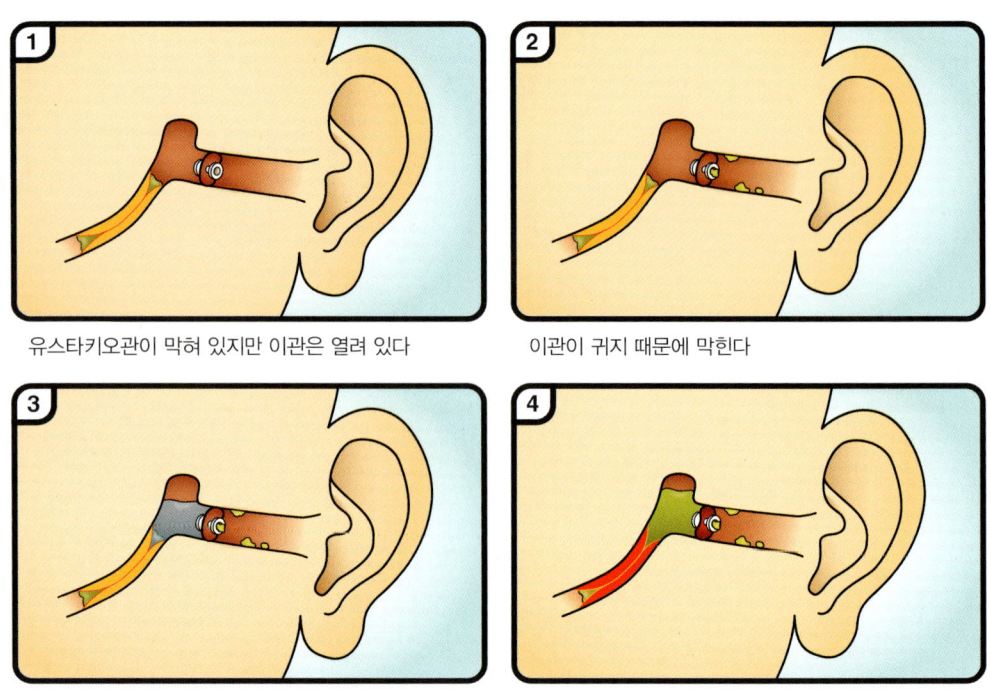

1. 유스타키오관이 막혀 있지만 이관은 열려 있다
2. 이관이 귀지 때문에 막힌다
3. 중이 내 공간에 체액이 고인다
4. 체액에 세균 감염이 일어난다

이관이 있는데도 중이염이 생기는 또 다른 경우는 이관이 귀지나 불순물로 막히는 것이다.

이관이 막히면 중이 내 공간에 체액이 고여 중이염이 생길 수 있다.

간단한 조치로 이관을 막고 있는 귀지를 흡인하여 빼낼 수 있다. 그러면 이관은 다시 정상적으로 체액을 배출할 수 있다.

면봉을 이용하여 외이도 바깥 부분(눈으로 볼 수 있는 데까지)을 깨끗하게 해주면 외이도를 청결하게 유지하는 데 도움이 된다. 하지만 면봉을 너무 깊숙이 집어넣으면 오히려 귀지를 안으로 밀어 넣는 셈이 되어 이관이 막히기 쉽다.

이관이 있으면 항생제 점이액만으로 중이염을 치료할 수 있다

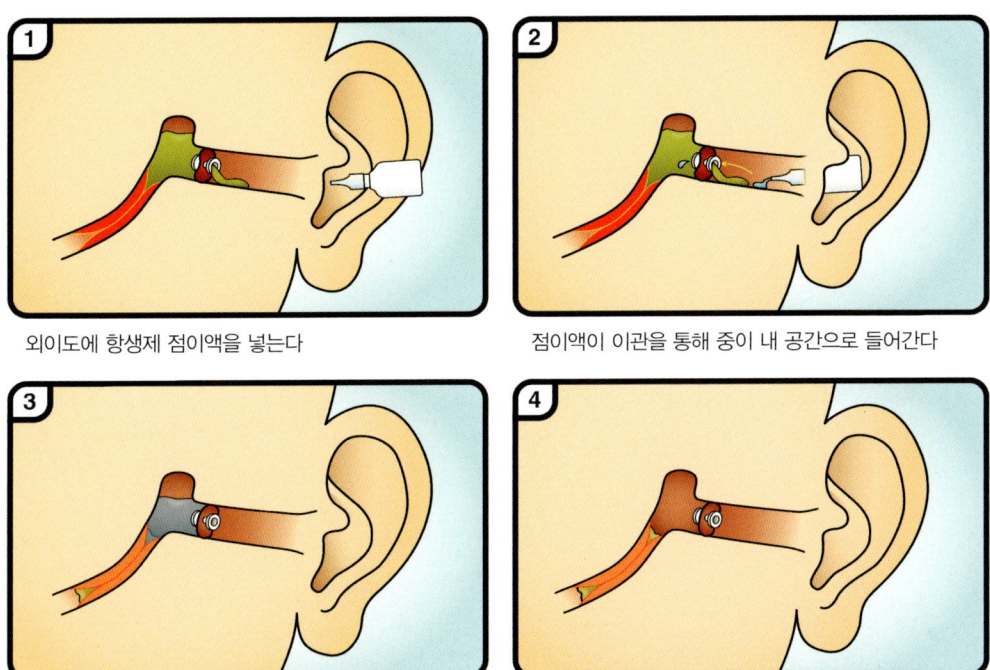

1 외이도에 항생제 점이액을 넣는다
2 점이액이 이관을 통해 중이 내 공간으로 들어간다
3 감염이 가라앉고 중이 내 공간에 점이액이 남는다
4 시간이 지나면 점이액은 이관을 통해 흘러나온다

이관이 고막에 삽입된 상태에서 고름이 흐르는 중이염이 생겼을 때는 보통 항생제 점이액만으로 치료할 수 있다.

중이에서 고름이 흘러나온다는 것은 이관이 막히지 않았다는 뜻이다. 그러나 이관이 막혔다면 중이에서 밖으로 흘러나오는 것이 거의 없을 것이다. 이때는 경구 항생제가 필요하다.

또한 중이에서 흘러나오는 체액이 아주 지저분하고 진득거리거나, 점이액을 넣어도 중이 내 공간 깊숙이까지 도달하지 못할 가능성이 있다고 판단되면 경구 항생제를 처방할 수 있다.

이관은 시간이 지나면 저절로 빠져나온다

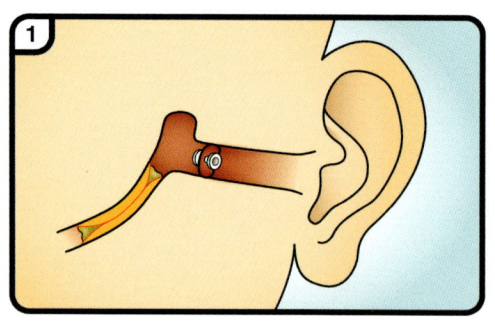
이관을 삽입한 뒤에도 유스타키오관은 보통 그대로 막혀 있는 수가 많다

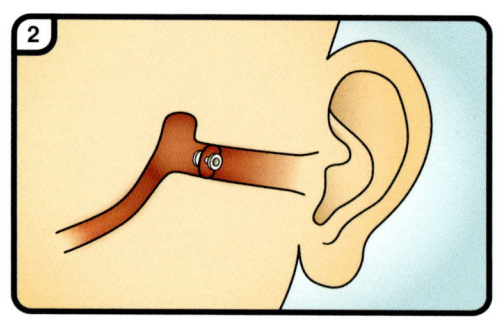
그러나 시간이 흐르면 언젠가 다시 열리게 마련이다

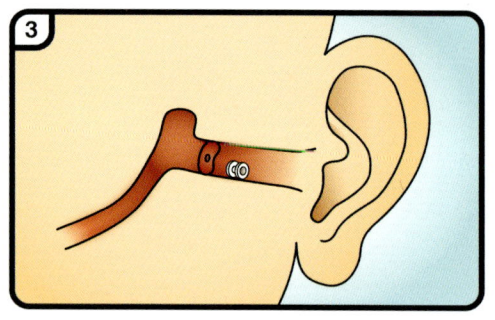
이관도 언젠가는 고막에서 빠져나온다

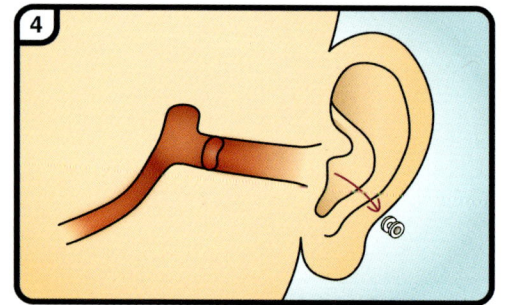
고막에서 빠져나온 이관은 외이도를 통해 밖으로 나온다

시간이 흐르면 이관은 저절로 고막에서 빠져나온다. 고막 세포가 죽고 새로 재생되는 과정이 반복되기 때문이다. 고막에서 빠져나온 이관은 결국 외이도를 통해 밖으로 나오게 되어 있다.

이관이 빠져나오면 고막에 구멍이 남지만, 이 역시 저절로 아물어 고막은 원래 상태로 회복된다.

때때로 이관이 귀지 속에 완전히 파묻히거나, 2~3년이 넘도록 고막에 삽입된 상태로 있는 경우가 있다. 이때는 외부에서 이관을 빼줘야 할 수도 있다.

이관이 고막에 삽입된 상태로 효과적인 기능을 유지하는 것은 보통 6~18개월 정도다.

유전적으로 유스타키오관이 작아서 중이염이 자주 생기는 어린이는 처음 몇 년간 여러 번 이관 시술을 받는 경우도 있다.

이관 시술을 받기 가장 좋은 시기는 감기철이 시작될 때이다

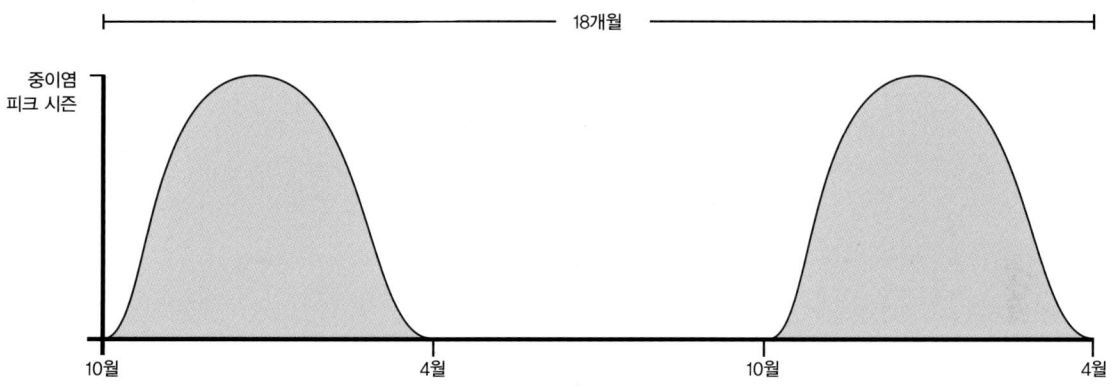

중이염은 대부분 감기에 의해 생기므로 가을과 겨울에 가장 많다. 따라서 이관 시술이 가장 도움이 되는 것은 겨울철이다.

대부분의 이관이 6~18개월 뒤에 저절로 빠져나오므로, 가능하면 감기철이 시작되기 직전에 시술을 받는 것이 가장 좋다.

이렇게 하면 두 번의 겨울을 나는 동안 이관이 제자리에서 기능을 유지할 가능성이 커지기 때문에 운이 좋으면 한 번만 시술 받아도 2년간 중이염을 예방할 수 있다. 물론 모든 것이 맞아 떨어져야 하므로 초가을에 시술을 받는 것이 항상 가능하거나 합리적인 것은 아니다. 결국 시술 시기는 그때그때 상황에 맞춰 결정할 수밖에 없다.

이것만은 기억합시다

- ✓ 중이염은 외이도염과 다르다.
- ✓ 중이염은 유스타키오관의 배출 기능이 나빠져서 생긴다.
- ✓ 중이염을 일으키는 세균은 평소에 어린이의 몸속에 살던 세균일 경우가 많다.
- ✓ 나이가 들면서 유스타키오관은 점점 넓어지고 수직에 가까워져 배출 기능이 좋아진다.
- ✓ 중이염은 보통 바이러스성 감기를 앓고 난 뒤에 생긴다.
- ✓ 중이염의 원인이 알레르기인 경우는 많지 않으며, 특히 2세 미만에서는 더욱 드물다.
- ✓ 2세가 넘은 어린이에서는 항생제를 쓰지 않고도 중이염이 저절로 낫는 경우가 있다.
- ✓ 이관은 중이에 고인 체액을 배출하여 중이염을 예방해준다.
- ✓ 가능하다면 감기철이 시작되기 전에 이관 시술을 받는 것이 가장 좋다.

태어나서 처음 몇 년간 중이염이 자꾸 반복되어 부모들이 불안에 휩싸이는 경우가 많다. 다행히 어린이가 성장하면서 유스타키오관이 점점 넓어지고 수직에 가까워져 중이염 빈도가 줄어든다.

유전적으로 작은 유스타키오관을 갖고 태어난 어린이에서는 이관(압력평형튜브)을 고막에 삽입해주면 중이 내 공간에 체액이 고이지 않아 중이염 횟수가 줄어든다.

중이염이 생겼을 때는 즉시 항생제 치료를 하는 것이 통증과 불편함을 해소하는 데 도움이 된다.

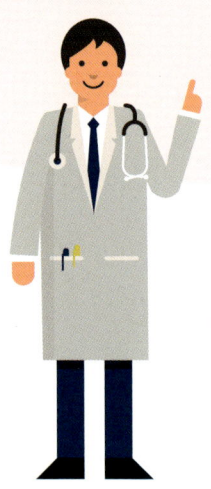

OTHER COMPLICATIONS OF THE COMMON COLD

• 제6장 •

감기의 다른 합병증들

감기 바이러스는 어린이에게 많은 문제를 일으킬 수 있다. 문제 중 일부는 앞 장에서 설명한 중이염 등 폐쇄성 합병증이다.

이제 또 다른 문제인 염증성 합병증을 살펴본다. 감기 바이러스가 다양한 신체 부위에 염증을 일으켜 통증과 불편함을 유발하는 것이다.

또한 감기 바이러스는 유전적 소인을 가진 어린이에게 천식 발작을 유발할 수 있다. 이때는 증상을 조절하기 위해 약물을 사용해야 할 수도 있다.

이번 장에서는 앞에서 설명하지 않은 감기의 기타 폐쇄성 합병증과 염증성 합병증을 알아본다. 구체적으로 부비동염, 폐렴, 결막염, 늑연골염, 늑막염, 그리고 천식에 대해 설명할 것이다. 세균과 연관된 경우 항생제가 필요한 합병증도 있지만, 시간이 지나면 저절로 낫기 때문에 보조 요법과 통증 관리만 해주면 되는 합병증도 있다.

세균성 부비동염은 어떻게 생길까?

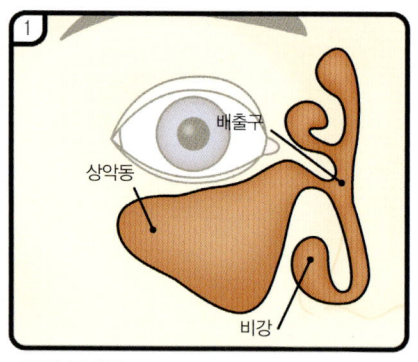
정상 부비동

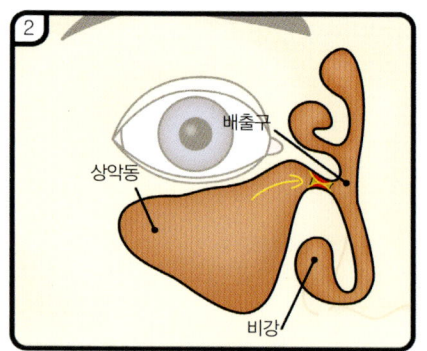
점액과 염증으로 인해 배출구가 막힌다

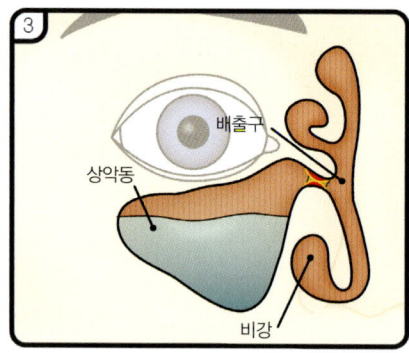
빠져나가지 못한 체액이 부비동에 고인다

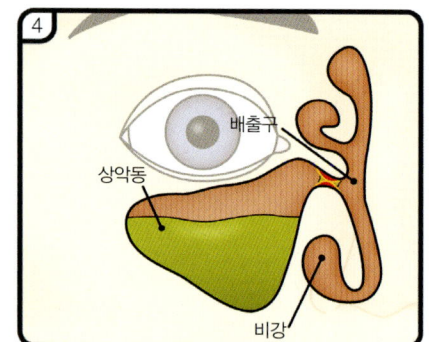
체액에 세균이 침입하여 감염을 일으킨다

    부비동이란 머리뼈 안에 있는 빈 공간으로 서로 연결되어 있다. 부비동은 가습기처럼 호흡하는 공기의 습도를 조절하며, 목소리를 울리게 하여 더 잘 들리게 해준다.

    부비동염이 생기는 과정도 중이염과 비슷하다.

1. 각각의 부비동에는 배출구가 있다. 배출구가 열려 있는 한 감염은 일어나지 않는다.
2. 바이러스성 감기에 걸리면 점액과 염증에 의해 부비동의 자연적 배출구가 막힌다.
3. 부비동 내부의 점막 세포가 분비하는 체액이 배출구로 빠져나가지 못하고 부비동 안에 고인다.
4. 부비동에 고인 체액에 세균이 침입하여 증식하면 세균성 부비동염이 생긴다.

부비동은 천천히 만들어진다

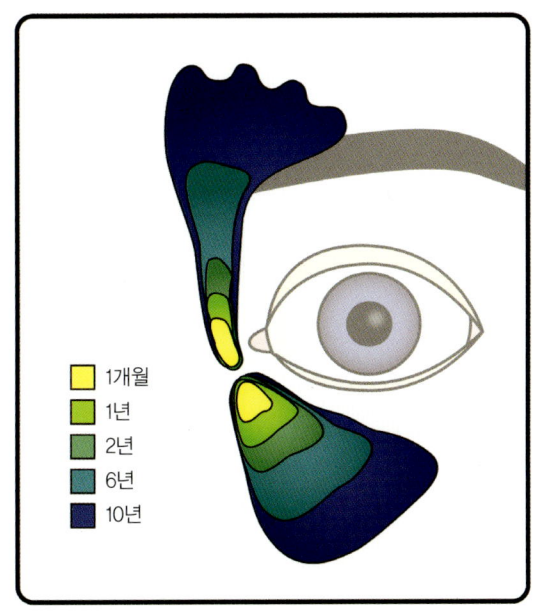

부비동은 어린이가 10살이 될 때까지 천천히 만들어진다. **어린이는 어른처럼 부비동이 완전히 발달하지 못했기 때문에 세균성 부비동염이 그리 자주 생기지 않는다.** 사실은 성인에서도 세균성 부비동염은 과잉 진단되는 경향이 있다. **대부분의 부비동염은 바이러스에 의한 것이며, 따라서 항생제를 쓸 필요가 없다.**

한 가지 잘못된 개념은 초록색 점액(콧물)이 나오면 세균성 부비동염이라고 생각하는 것이다. 초록색 콧물이나 가래는 골수세포형 과산화효소 myeloperoxidase 라는 효소에 의해 생기는데, 이 효소는 세균성 감염과 바이러스성 감염에서 모두 활성화될 수 있다. 바이러스성 감염에서도 초록색 콧물이나 가래를 얼마든지 볼 수 있다는 뜻이다. **초록색 점액 자체는 항생제를 써야 할 이유가 될 수 없다.** 바이러스성 감기나 바이러스성 부비동염에서도 얼마든지 초록색 점액이 나올 수 있다.

또 다른 오해는 감기가 10일 이상 지속되면 항생제를 써야 한다는 것이다. 이렇게 생각하면 항생제를 남용하게 된다. **대부분의 감기는 10일 이상 지속된다.** 진정한 세균성 부비동염의 증상은 상당히 심한 부비동 부위의 통증, 두통, 발열, 그리고 코를 통해 진득거리고 악취가 나는 콧물이 나오는 것이다. 진정한 세균성 부비동염이 생겼다면 항생제가 필요하다.

폐렴은 어떻게 생길까?

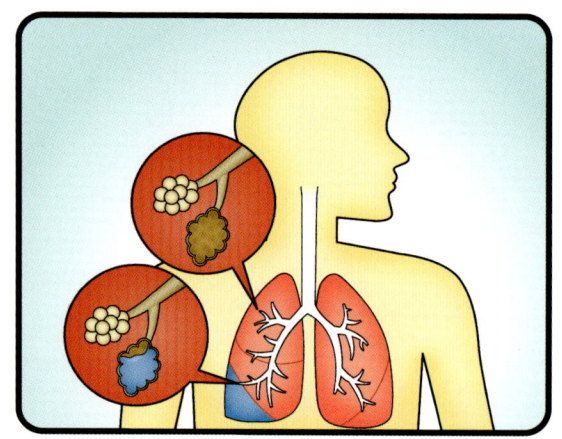 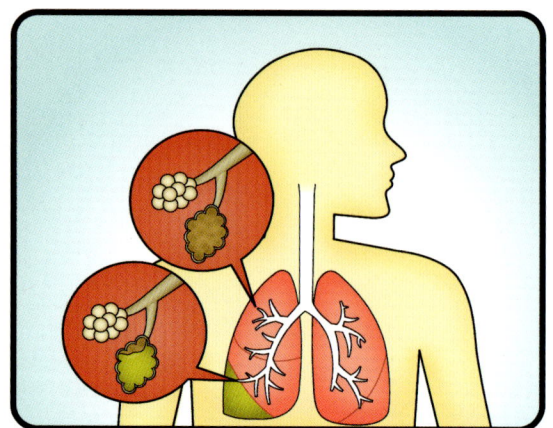

폐렴이란 말 그대로 폐에 감염이 생긴 것이다. 역시 중이염과 비슷한 과정을 거쳐 시작된다.

어린이가 감기에 걸리면 점막이 부어오르고 점액이 많이 생긴다. 점액은 기관을 타고 내려가 폐로 흘러 들어가는데, 점액이 너무 많이 생기면 폐에서 자연적으로 점액을 배출시키는 기능으로 감당할 수 없다. 결국 폐 속에 체액이 고이고, 그 체액에 세균이 침입하여 감염을 일으키면 세균성 폐렴이 시작된다.

세균성 폐렴은 보통 감기를 앓은 후에 생긴다. **어린이가 감기에서 천천히 회복되는 것처럼 보였다가 갑자기 활력이 떨어져 놀지 않고 축 처진다. 기침이 아주 심해지고, 마치 먼 거리를 달리기라도 한 것처럼 숨쉬기를 힘들어 한다.** 증상이 이런 식으로 진행된다면 **최대한 빨리** 의사를 만나야 한다.

부비동염과 마찬가지로 폐렴도 반드시 세균에 의해 생기는 것은 아니다. 바이러스에 의해서도 얼마든지 생길 수 있다. 또한 보행성 폐렴 walking pneumonia이라고 하여 마이코플라즈마라는 세균에 의해 전형적인 양상과 조금 달리 가벼운 폐렴이 생기기도 한다. 이런 폐렴들은 대개 세균성 폐렴만큼 심각하지는 않다.

세균성 폐렴은 항생제를 써야 하며, 입원이 필요하거나 심지어 수술을 해야 할 경우도 있다. 제대로 치료하지 않으면 폐에 많은 양의 체액이 고이거나, 아예 고름집이 생겨 생명이 위험해지기도 한다. 하지만 제때 발견하기만 하면 입원하지 않고 자주 병원에 들러 경과를 면밀히 관찰하면서 통원 치료할 수 있다. 보통 X선 사진을 찍지만, 사실 경험이 풍부한 임상의사라면 X선 사진이 없어도 세균성 폐렴을 진단할 수 있다.

바이러스성 폐렴은 항생제가 필요 없지만, 산소 등의 보조 치료가 필요할 수 있다. 보행성 폐렴은 **매크로라이드**macrolide라는 계열의 항생제를 써서 치료한다.

세균성 결막염은 어떻게 생길까?

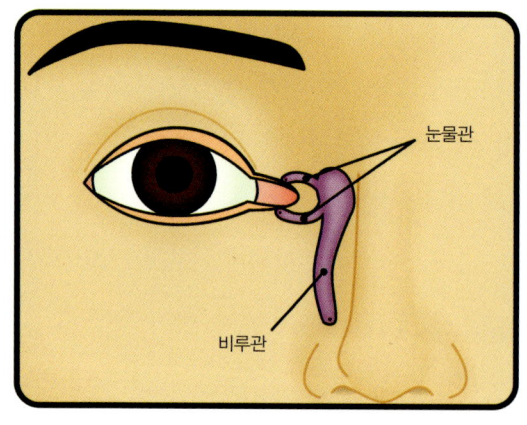 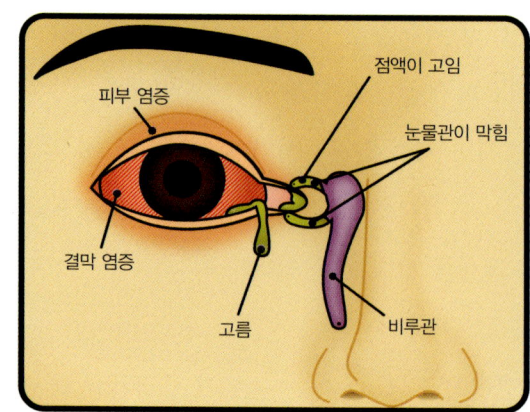

이제는 짐작이 가겠지만 세균성 결막염이 생기는 과정도 중이염과 비슷하다.

어린이가 감기에 걸리면 코가 막히고 점액(콧물)이 많이 생긴다. 점액 때문에 평소 눈에서 눈물이 배출되는 통로인 눈물관이 막힌다. 그러면 점액과 눈물이 빠져나가지 못하고 눈 속에 점점 많이 '쌓이게' 된다. 이 점액과 눈물에 세균이 침입하여 감염을 일으키면 세균성 결막염이 생긴다.

세균성 결막염은 빠른 속도로 심각한 상태까지 진행될 수 있으므로, 항생제 점안액(안약)으로 치료해야 한다. **제약회사들은 값비싼 신제품 안약을 거의 정기적으로 출시하지만, 보통은 옛날에 나온 값싼 항생제 안약도 잘 듣는다.**

결막염에도 여러 종류가 있다(세균성, 바이러스성, 알레르기성)

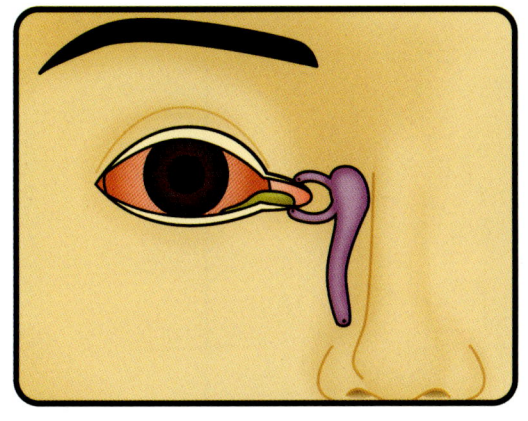
바이러스성 결막염

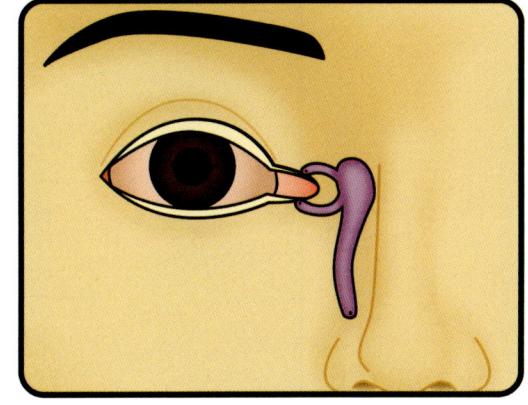
알레르기 결막염

결막염 역시 부비동염이나 폐렴과 마찬가지로 세균이 아닌 바이러스에 의해 생길 수 있다. **사실 바이러스성 결막염이 세균성 결막염보다 훨씬 많다. 바이러스성 결막염에는 항생제 안약을 쓸 필요가 없다.** 감기와 마찬가지로 약을 쓰지 않아도 7~10일 정도 지나면 저절로 좋아진다.

알레르기 결막염 역시 매우 흔하지만 일반적으로 2세가 넘은 어린이에게 생긴다. 알레르기 결막염은 항히스타민제 안약으로 치료할 수 있다.

많은 의사들이 바이러스성 결막염과 알레르기 결막염에 별 생각없이, 또는 세균성 감염이 생기는 것을 예방하기 위해 항생제 안약을 처방한다. 학교에서도 학생들에게 결막염이 생기면 세균성, 바이러스성, 알레르기를 구분하지 않고 항생제 안약을 처방받아 오라고 요구하기도 한다. 이렇게 하면 값비싼 약을 구입해야 할 뿐 아니라 불필요하게 항생제를 쓰게 된다.

세균성 결막염은 반드시 치료해야 한다. 세균성 결막염이 바이러스성 결막염이나 알레르기 결막염과 다른 점은 분비물(눈꼽)이 아주 많이 생겨 거의 한 시간에 한 번꼴로 닦아내야 한다는 점이다. 물론 바이러스성이나 알레르기 결막염에서도 눈꼽이 끼지만 대개 아침에 자고 일어나서 닦아내면 되는 정도이지, 세균성 결막염처럼 하루 종일 닦아내야 할 정도로 많이 생기지는 않는다.

세균성 결막염의 또 다른 증상은 눈 주변 피부가 벌겋게 부어오르는 것이다. 치료하지 않으면 하루가 다르게 나빠진다. 따라서 **결막염이 생겨 빠른 속도로 나빠질 때는 바로 의사를 만나야 한다.**

늑연골염

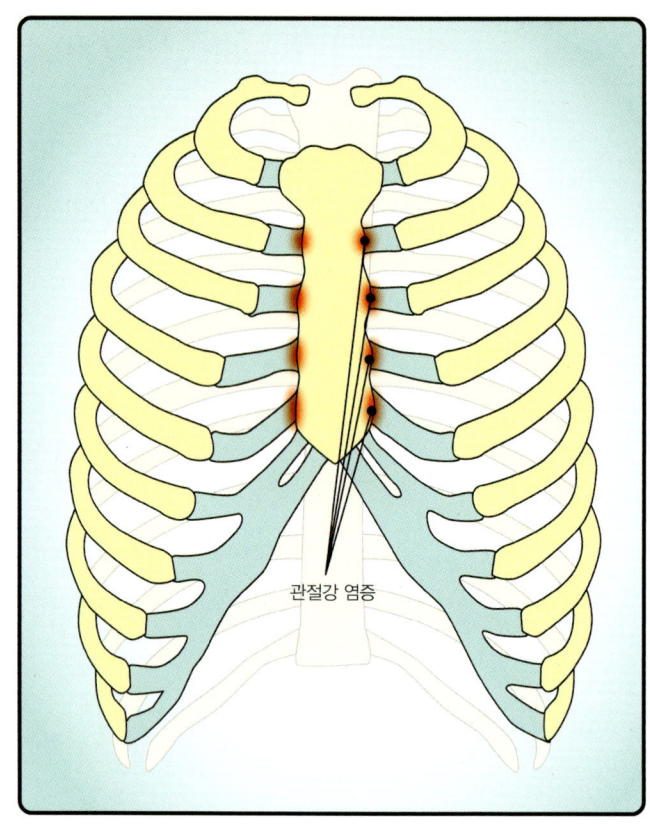

관절강 염증

    감기에 걸린 후 가슴에 통증을 호소하는 일도 상당히 흔하다. 갈비뼈와 흉골 사이의 관절에 염증이 생긴 것으로 늑연골염이라고 한다. **늑연골염은 감기의 흔한 염증성 합병증 중 하나다.**

    늑연골염은 지금까지 설명한 폐쇄성 합병증과 달리 우리 몸의 배출관이 점액으로 인해 막혀 이차적으로 생기는 현상이 **아니다. 감기 바이러스가 직접 관절강 내를 침입하여 염증을 일으키거나, 기침을 너무 심하게 한 나머지 관절강에 염증이 생겨 나타나는 합병증이다.**

    흉통, 즉 가슴의 통증은 상체를 움직이거나 관절강에 압력이 가해지면 언제라도 생길 수 있다. 감기와 마찬가지로 늑연골염 또한 무리하게 움직이지만 않는다면 시간이 지나면서 저절로 좋아진다. 통증과 불편감이 심하다면 이부프로펜이나 아세트아미노펜 등 진통제를 쓸 수 있다.

늑막염

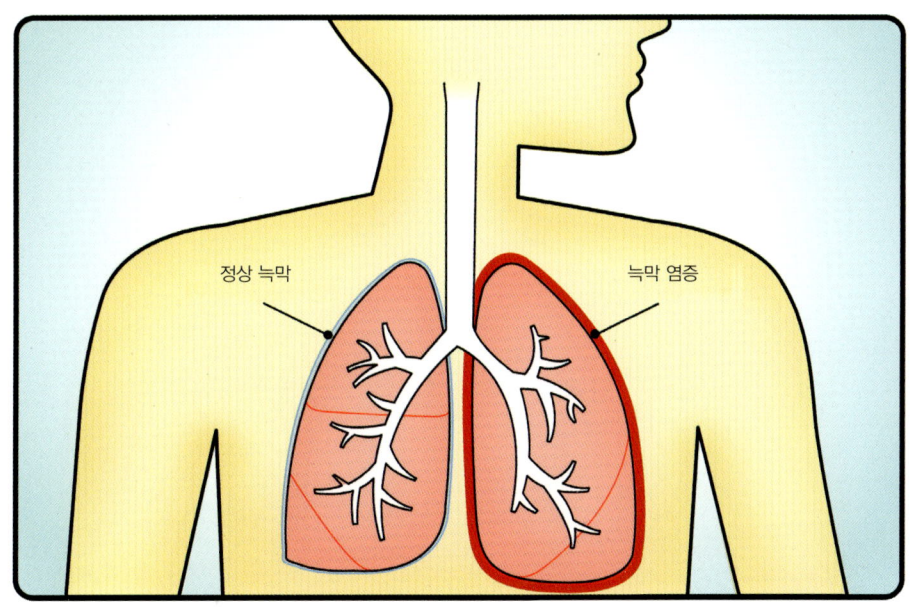

흉통을 일으키는 염증성 합병증에는 **늑막염**도 있다. 늑막염이란 우리 폐를 이중으로 둘러싸고 있는 늑막에 염증이 생기는 것이다. 늑막은 폐를 둘러싼 비닐봉지 같은 것이라고 생각하면 되는데, 숨 쉴 때 폐가 쉽게 움직일 수 있도록 윤활 작용을 해준다.

정상적인 상태에서는 숨을 들이쉬고 내쉴 때 폐를 둘러싼 두 겹의 막이 서로 매끄럽게 움직인다. 그러나, **감기 바이러스가 늑막을 침범하면 두 겹의 막이 맞닿은 면이 사포처럼 변해버린다. 이렇게 되면 숨을 내쉬거나 들이쉴 때 뾰족한 것으로 찌르는 듯 날카로운 통증이 느껴진다.**

감기와 마찬가지로 이렇게 고통스러운 증상도 충분한 휴식을 취하고 시간이 지나면 저절로 좋아진다. 통증과 불편감이 심하다면 이부프로펜이나 아세트아미노펜 등 진통제를 쓸 수 있다.

천식은 폐에 어떤 영향을 미칠까?

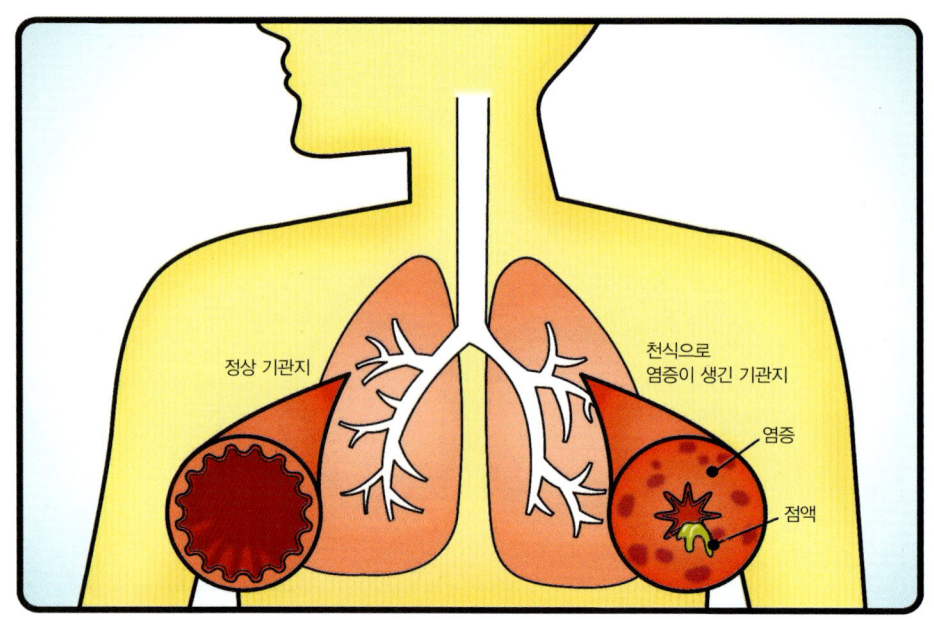

유전적인 소인을 가진 사람이 감기 바이러스에 감염된 경우 심각한 합병증으로 천식이 유발될 수 있다. 천식은 매우 복잡한 질병으로 제대로 설명하려면 책 한 권 정도는 필요할 것이다. 하지만 여기서는 꼭 알아 두어야 할 사항만 짧게 요약해 보자. 기관지염이나 모세기관지염처럼 천식도 기본적으로 기도의 질병이다.

천식을 유발하는 요인은 많지만 가장 흔한 유발 인자는 바로 감기다. 감기 바이러스가 우리 몸을 침입하면 천식 환자의 기도는 금방 염증이 생기고 점액이 많이 분비된다. 이로 인해 숨이 가빠지고, 쌕쌕거리는 소리가 나며, 숨쉬기가 힘들어진다. 호흡 곤란이 생기면 숨을 들이쉴 때 코 양쪽이 넓게 벌어지고, 가슴 근육들이 안으로 쑥 들어가는 등의 증상이 동반된다.

기관지염이나 모세기관지염은 누구나 걸릴 수 있지만, 천식은 보통 유전적 소인이 있는 사람에게만 나타난다. 가족력이 있는 경우도 많아 대개 엄마나 아빠에게 천식이 있다. 천식과 기관지염/모세기관지염은 모두 기도가 좁아지는 병이므로 증상이 비슷하다. 때로는 경험이 많은 의사도 구별하기 힘들 정도다.

천식 치료제는 천식 증상을 조절하는 데 도움이 되지만, 기관지염이나 모세기관지염에 쓰면 큰 효과가 없다. 하지만 천식 치료제는 대부분 안전하므로 증상이 어떻게 변하는지 관찰하기 위해 시험 삼아 써보는 것도 합리적인 방법이다.

좋은 효과가 나타난다면 어떻게 생각해야 할까? 도움이 되는 약을 찾아냈다는 것은 기쁜 일이지만, 어린이가 천식일 수도 있다는 것은 반갑지 않은 소식일 것이다. 천식약을 썼을 때 반응이 신통치 않다면 그 반대가 된다. 천식이 아니라는 사실은 기쁜 일이지만, 당장 증상을 누그러뜨릴 약이 없다는 것은 안타까운 일이다.

스페이서와 함께 흡입제를 사용하는 법

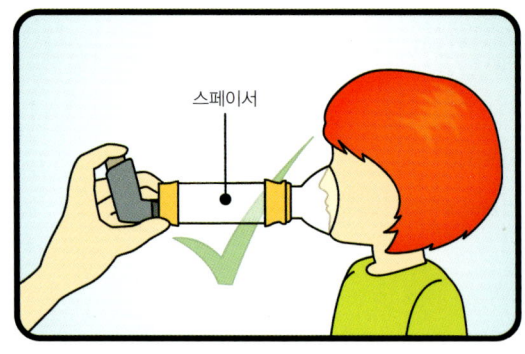 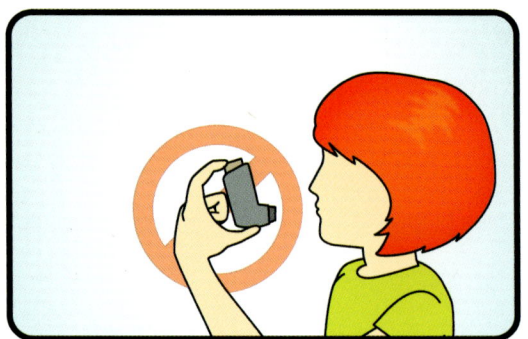

어린이에서 흡입용 천식 치료제를 사용하는 방법은 크게 두 가지다. 네뷸라이저nebulizer라는 기계를 사용하는 방법과 스페이서spacer를 사용하는 방법이다.

스페이서는 휴대하기 쉽고, 돈이 덜 들며, 시간도 덜 걸리므로 일반적으로 네뷸라이저보다 편리하다. 두 가지 방법의 효과는 같다.

어린이에서 흡입제를 사용할 때는 반드시 스페이서를 함께 사용하여 약물이 폐 깊숙한 곳까지 전달되도록 연무 형태로 바꿔줘야 한다. 스페이서를 사용하지 않으면 상당량의 약물이 입속에 남게 되어 원하는 효과가 나타나지 않는다. 물론 청소년이나 성인은 스페이서 없이 흡입제만 사용할 수도 있다.

예방 약물과 구조 약물

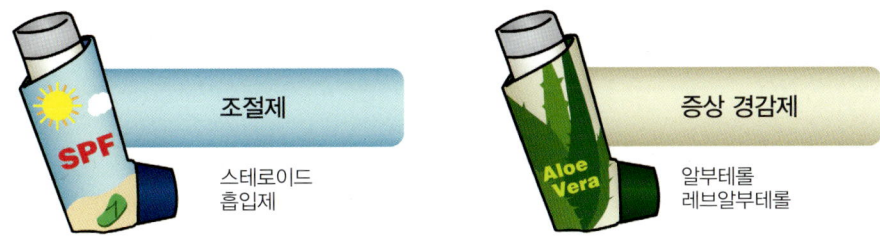

천식약에는 기본적으로 두 가지 종류가 있다. **예방 약물과 구조 약물이다.**

구조 약물로 가장 널리 사용되는 제제는 알부테롤인데 다양한 상품명으로 출시된다. 두 번째로 많이 사용되는 제제는 레브알부테롤이다. 두 가지 모두 기도 근육을 이완시킴으로써 기도를 확장시켜 숨쉬기 편하게 해준다. 하지만 이런 효과는 보통 4시간 정도 지나면 사라진다.

예방 약물도 다양한 형태가 있지만 가장 많이 사용되는 것은 스테로이드 흡입제이다. 예방 약물은 천식 발작을 예방하기 위해 증상이 없더라도 매일 사용해야 한다.

천식약은 피부가 햇빛에 심하게 그을리는 경우 사용하는 약에 비유할 수 있다. **예방 약물은 썬크림과 비슷하다. 쌕쌕거리는 증상이 나타나기 전에 사용해야 하므로, 결국 폐를 보호하려면 증상이 없더라도 매일 써야 한다.** 썬크림과 다른 점은 일단 쌕쌕거리기 시작한 뒤에도 계속 사용해야 한다는 점이다.

구조 약물은 이미 피부가 햇볕에 그을린 뒤에 바르는 알로에 베라 같은 것으로 생각하면 쉽다. 쌕쌕거리는 증상이 시작된 후에 이를 가라앉히기 위해 사용한다. 알로에 베라처럼 알부테롤도 어린이가 정상적으로 숨쉴 수 있게 될 때까지 필요할 때마다 사용해야 한다. 정상 호흡을 할 수 있게 되면 다시 악화되는 것을 막기 위해 예방 약물을 사용해야 한다. 썬크림을 바른다고 항상 피부가 그을리는 것을 막을 수 있는 것은 아니다. 마찬가지로 천식 예방 약물을 쓴다고 해서 언제나 천식이 악화되는 것을 막을 수 있는 것은 아니다. 그러나 예방 약물을 부지런히 사용하면 천식 악화 횟수가 크게 줄어들고, 심각한 합병증을 예방하는 데 도움이 된다. 이런 약물을 언제 쓰기 시작하고, 언제 끊어야 하는지는 항상 의사와 상의해야 한다.

이것만은 기억합시다

- ✓ 부비동염은 중이염과 똑같은 과정을 거쳐 시작된다.
- ✓ 부비동염은 보통 바이러스성이므로 대부분 항생제를 쓸 필요가 없다.
- ✓ 세균성 폐렴은 보통 감기로 인해 생긴다. 활동이 감소하고, 기침이 심하며, 숨쉬기 힘든 것이 특징이다.
- ✓ 결막염은 보통 바이러스성이며 대부분 항생제를 쓸 필요가 없다.
- ✓ 세균성 결막염은 계속 닦아내야 할 정도로 분비물이 많이 생기며, 눈 주위가 붉게 부어오른다.
- ✓ 세균성 결막염에는 오래 전부터 써왔던 값싼 항생제 안약도 값비싼 "최신" 안약만큼 효과가 좋다.
- ✓ 늑연골염과 늑막염은 감기 바이러스에 의해 생긴 염증성 합병증이다. 충분한 휴식을 취하면 시간이 지나면서 저절로 좋아진다.
- ✓ 유전적 소인을 가진 사람은 감기 바이러스로 인해 천식이 유발될 수 있으며 이때는 증상을 조절하고 예방하는 약물이 필요하다.

감기 바이러스의 합병증으로는 염증성 합병증과 폐쇄성 합병증이 있다는 사실을 기억해두자. 감기 바이러스가 호흡기의 어디를 침범하느냐에 따라 비염, 바이러스성 인두염, 바이러스성 부비동염, 크룹, 후두염, 기관지염, 모세기관지염, 바이러스성 폐렴이 생길 수 있다. 감기 바이러스는 호흡기 바깥에서도 늑연골염, 늑막염, 바이러스성 결막염을 일으킬 수 있다. 감기 바이러스에 의해 점액이 많이 생기고 배출관이 막히는 경우 중이염, 세균성 부비동염, 세균성 폐렴, 또는 세균성 결막염이 생길 수 있다.

마지막으로 감기 바이러스가 유전적 소인을 지닌 사람을 침범할 경우 천식 발작을 일으킬 수 있다. 다행히 천식 발작을 예방하고 조절할 수 있는 많은 약들이 개발되어 있다. 신중하고 실력 있는 의사는 언제 치료를 해야 하고, 언제 주의 깊게 관찰하면서 기다려도 될지 알려줄 수 있다. 천식 치료제와 항생제는 적절하게 사용하면 어린이의 건강을 지켜주지만 꼭 필요할 때만 사용해야 한다.

GASTROENTERITIS (VOMITING AND DIARRHEA)

제7장

위장관염
(구토와 설사)

아이를 키우다보면 언젠가는 토하고 설사하는 아이를 돌보게 된다. 구토가 큰 병은 아니지만 자기 자녀가 토하는 모습을 보면 누구나 겁이 나게 마련이다. 토하고 설사하는 병을 위장관염이라고 한다. 위장관염은 대부분 바이러스에 의해 생긴다.

다행히 이제는 대부분의 어린이가 로타바이러스 접종을 받기 때문에 입원해야 할 정도로 탈수되는 일은 그리 많지 않다. 구토와 설사를 일으키는 바이러스는 많지만 입원이 필요할 정도로 증상이 심하다면 우선 로타바이러스를 의심해야 한다. 백신을 쉽게 구할 수 없는 국가에서는 아직도 로타바이러스가 매우 중요한 병원체이다.

위장관염이 생겨도 대부분의 어린이는 집에서 경구용 전해질 용액으로 수분만 잘 공급해주면 회복된다. 경구용 전해질 용액은 응급실에서 정맥으로 수액을 투여하는 것만큼 효과적이다.

위장관염 바이러스는 장 점막을 손상시킨다

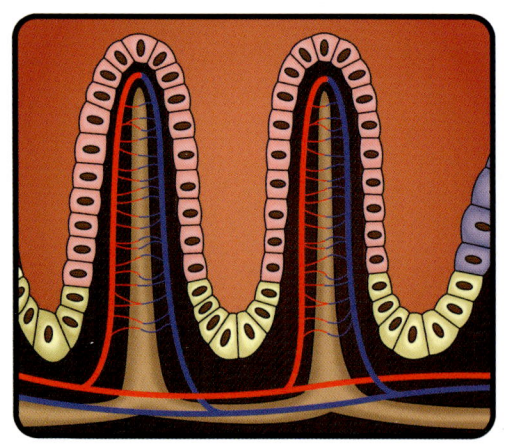 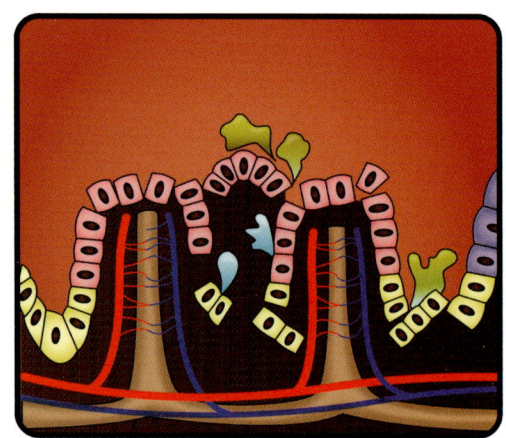

위장관염 바이러스는 감기 바이러스와 마찬가지로 우리 몸의 조직, 특히 장 점막을 손상시킨다. 장 점막은 소화를 돕는 융모(아주 가느다란 털이란 뜻)라는 구조물로 덮여 있다.

침입한 바이러스가 장 점막의 융모를 손상시키면 소화 과정에 방해를 받고, 구토와 설사가 일어난다. 일단 감염이 생기면 장 점막의 융모가 다시 건강한 상태로 회복되기까지는 시간이 걸린다.

완전히 회복되는 데는 약 2주가 걸리는데, 설사는 보통 융모가 완전히 회복될 때까지 계속된다. 애석하게도 약을 쓴다고 해서 빨리 낫는 것은 아니다.

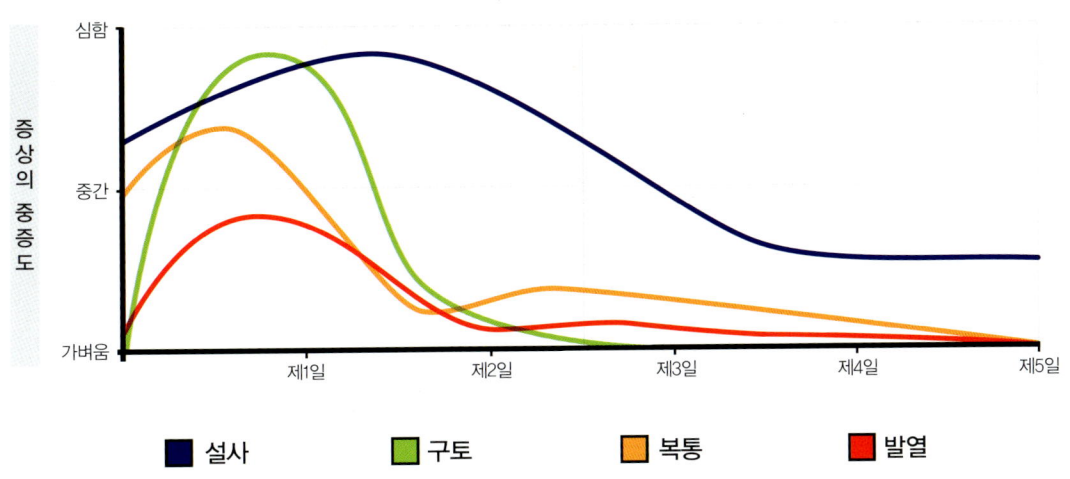

위장관염 바이러스의 전형적인 경과는 구토가 하루 이틀 지속되고, 발열과 복통은 2~5일 정도 가며, 설사가 1~2주간 계속되는 것이다.

위장관염 바이러스에 감염되었을 때 가장 큰 문제는 탈수다. 탈수 위험이 가장 높은 시기는 구토와 설사로 인해 빠른 속도로 몸에서 체액이 빠져나가는 첫 48시간이다.

구토가 가라앉고 나면 물이나 다른 액체를 마실 수 있으므로 설사만으로 탈수되는 경우는 드물다. 구토와 설사가 겹쳐서 나타날 때가 가장 위험하다.

몸을 물이 가득 들어 있는 상자라고 생각해보자

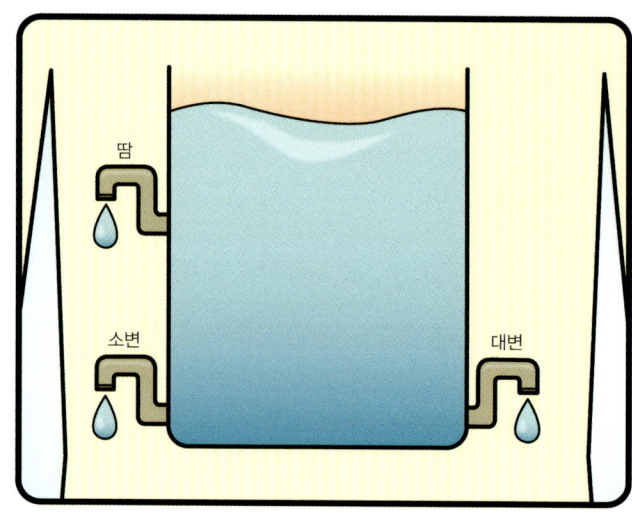

 탈수가 어떻게 생기는지 이해하기 위해 먼저 우리 몸을 물이 가득 들어 있는 상자라고 생각해보자. 깨어 있는 동안 물을 마시면 이 상자에 물이 채워진다.
 건강한 사람이라면 땀과 소변과 대변을 통해 물이 몸에서 빠져나간다. 정상적인 경우 대변을 통해 빠져나가는 물은 소량이다. **마시는 물의 양과 몸에서 빠져나가는 물의 양이 같다면 우리 몸은 수분이 충분한 상태를 유지한다.**

구토와 설사가 시작되면 몸에서 물이 빠져나간다

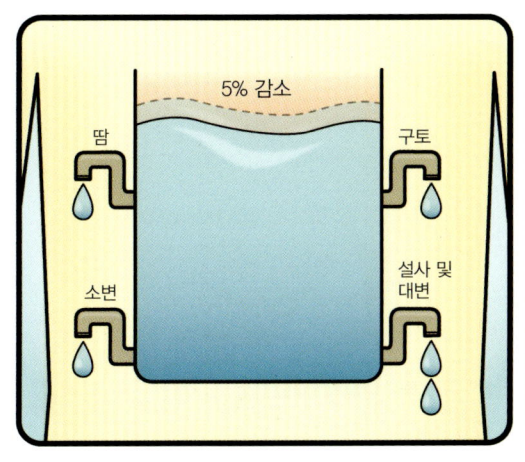 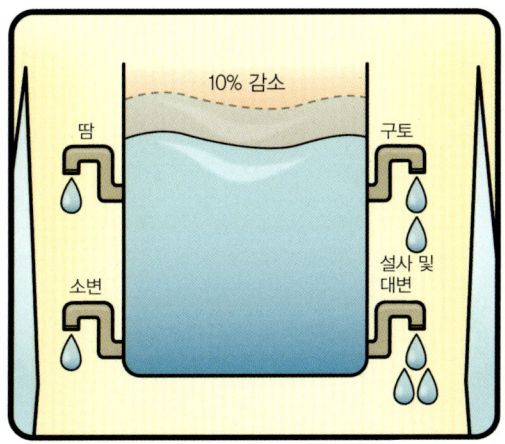

어린이가 위장관염 바이러스에 감염되면 물로 가득 차있던 상자에 몇 가지 변화가 생긴다.

우선 수분 섭취가 줄어든다. 또한 구토와 설사에 의해 평상 시보다 훨씬 많은 양의 물이 훨씬 빠른 속도로 몸에서 빠져나간다.

설사만으로 탈수되는 일은 흔치 않다. 대부분의 탈수는 구토가 겹쳐서 물이나 음료를 마실 수 없을 때 생긴다. 설사를 통해 물이 빠져나가더라도 구토를 하지 않아서 충분히 물을 마실 수만 있다면 탈수되지 않는다. 그런데 위장관염이 생기면 초기에는 하루에 6~8회 구토를 한다.

탈수가 일어날 가능성과 얼마나 심하게 탈수될 것인지는 구토와 설사의 횟수, 그리고 마실 수 있는 물의 양에 의해 결정된다.

탈수의 증상

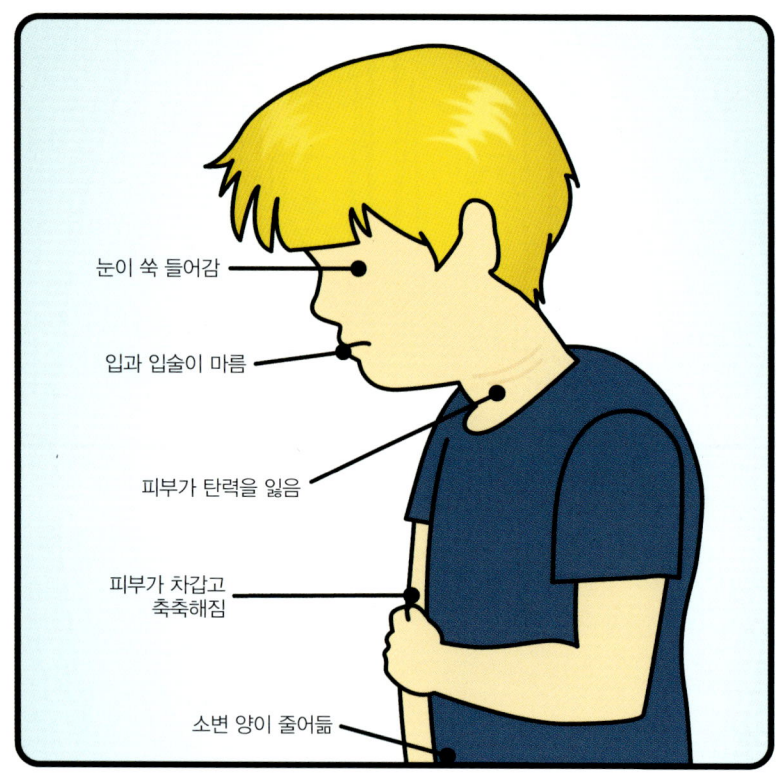

탈수가 생기면 다음과 같은 증상이 나타난다.

1. 눈에 띌 정도로 잘 놀지 않는다.
2. 눈이 쑥 들어간다. 신생아의 경우 천문(두개골에서 말랑말랑한 부분)도 쑥 들어간다.
3. 입과 입술이 말라 침이 진득해진다.
4. 피부가 탄력을 잃고 처진다.
5. 피부가 차갑고 축축해진다.
6. 소변 양이 줄어들어 6~8시간 동안 소변을 보지 않는다.

어린이가 탈수되면 이렇게 다양한 증상들이 나타난다. 한 가지 증상만 나타난다면 크게 걱정할 필요는 없다. **하지만 다양한 증상이 함께 나타난다면 문제다. 특히 구토가 멎지 않고 계속된다면 반드시 의사를 만나 수분 공급 상태를 점검하고, 정맥 주사를 맞아야 할지 결정해야 한다.** 어릴수록 몸속에 수분 여유분이 많지 않다. 특히 1세 미만인 유아는 더 쉽게 탈수된다. 따라서 아주 어린 아이들은 세심한 관찰이 매우 중요하다.

다음 페이지에 설명하는 경구 수분 공급법을 제대로 시행하면 대부분의 어린이에서 탈수를 예방할 수 있다.

경구 수분 공급법

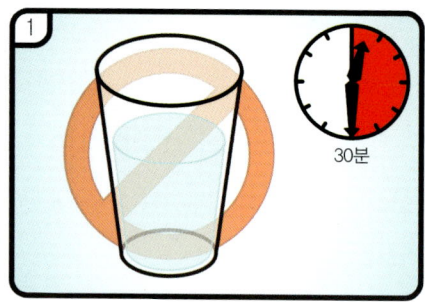

위(胃)의 근육이 어느 정도 회복되도록 구토 후 30분간은 액체를 마시지 않는다.

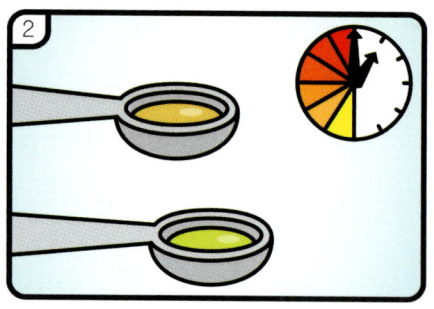

1세 미만인 유아는 30분간 5분마다 1번씩 1티스푼의 경구용 전해질 용액을 먹인다. 1세 이상의 어린이라면 경구용 전해질 용액을 구하기 어려울 때 스포츠 드링크로 대신할 수 있다. 단, 카페인이 들어 있는 것은 절대 피한다.

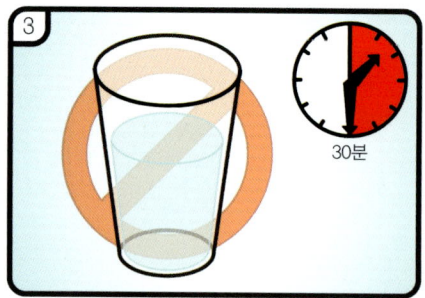

이렇게 30분간 5분에 1번씩 소량의 액체를 마시게 한 후에는 다시 30분간 액체를 주지 않고 기다린다. 토하지 않는다면 그때부터 경구용 전해질 용액 또는 스포츠 드링크를 마음대로 마시게 해도 좋다.

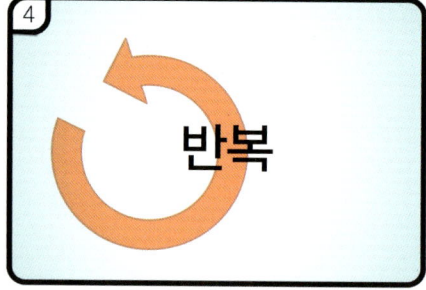

언제든 어린이가 구토를 다시 시작하면 위에 설명한 과정을 처음부터 반복한다.

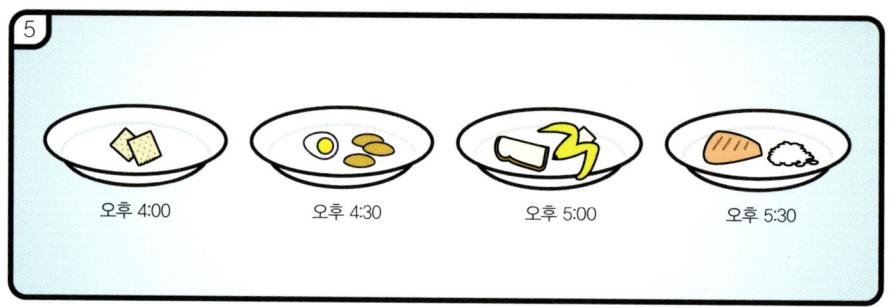

어린이가 액체를 잘 마실 수 있다면 정상적인 식사를 천천히 진행한다.

경구용 전해질 용액을 이용하면 대부분의 위장관염을 집에서 치료할 수 있다.

구토를 하고 나면 위가 어느 정도 회복될 때까지 시간이 필요하다. 구토를 한 어린이에게 바로 뭔가를 마시게 해서는 안 된다. 꼬박 30분을 기다린 후 소량의 액체를 여러 번에 나눠 마시게 하면 위가 어느 정도 액체를 견디는 데 도움이 된다. 위가 소량의 액체를 견뎌낸다면 정상적으로 마시기 시작할 수 있다. 이어서 천천히 고형식으로 진행하면 된다.

하지만 이 방법이 모든 어린이에게 항상 효과가 있는 것은 아니다. 원칙대로 했는데도 구토가 멎지 않고 탈수로 진행할 수 있다. 이런 경우에는 구토를 가라앉히는 데 도움이 되는 약을 쓰거나 정맥주사를 맞아야 할 수도 있다. 어린이가 탈수의 징후를 보인다면 최대한 빨리 의사를 만나야 한다. 밤이라면 아침까지 기다리지 말고 바로 응급실로 가야 한다.

위장관염에 걸렸을 때 다시 음식을 먹이는 일정

음식	사용하는 음식	피해야 할 음식
우유 및 유제품, 보조식/유아식 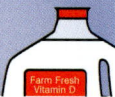	1%~2% 우유 또는 무지방 우유, 24시간 이후 저지방 요구르트, 유당 제거 우유, 모든 유아식	유당 불내성이 의심된다면 일시적으로 모든 일반 우유와 유제품을 피한다.
육류, 가금류, 생선, 달걀, 콩류, 땅콩 버터, 치즈 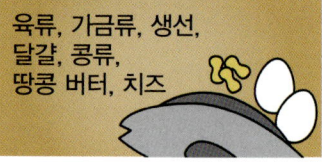	지방이 적은 육류, 생선, 가금류를 굽거나 쪄서 익힌 것, 저지방 치즈, 삶은 달걀, 삶거나 찐 콩류, 소량의 땅콩 버터 (2숟갈 미만)	지방이 풍부하거나 튀긴 육류, 생선, 가금류 또는 치즈, 달걀 프라이, 땅콩 버터 (2숟갈 이상)
수프 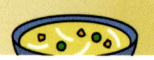	저지방 수프나 국	지방이 풍부한 크림 수프나 차우더
빵, 시리얼, 기타 탄수화물 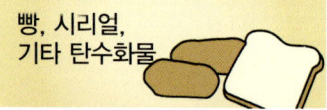	빵, 시리얼, 밥, 찌거나 으깬 감자, 파스타	감자 튀김, 도넛, 머핀, 견과류를 섞은 시리얼, 코코넛, 그래놀라
과일과 과일 주스 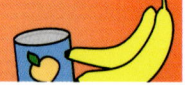	복숭아, 배, 사과 등을 으깬 것, 바나나	과일 주스
야채와 야채 주스 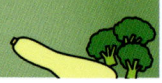	견딜 수 있으면 무엇이든	기름에 볶거나 소스를 이용하여 요리한 야채
지방 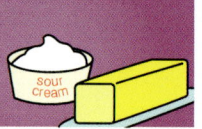	모든 형태의 지방 소량, 저지방 또는 무지방 식품들	모든 형태의 지방 다량(마가린, 버터, 각종 오일, 크림 치즈 등)
디저트와 단것들 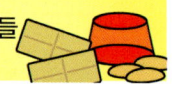	크래커, 저지방 쿠키, 케이크, 디저트	아이스크림, 파이, 초콜릿 등 지방 함량이 높은 디저트
음료 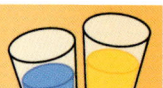	스포츠 드링크, 전해질 용액	일반적인 음료수, 과일 주스
기타 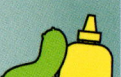	소량의 양념, 소금, 겨자 소스, 케첩, 피클	양념이 강한 음식들, 설탕, 꿀

과거에는 위장관염에서 회복 중인 어린이를 오래 굶기거나, 죽 정도만 먹여야 한다고 생각했다. **그러나 이후 연구를 통해 다양한 음식을 먹는 것이 장 점막의 융모를 훨씬 빨리 재생시킨다는 사실이 밝혀졌다.** 장 점막의 융모가 빨리 재생될수록 소화 기능이 빨리 정상으로 돌아온다. 어린이가 액체를 토하지 않고 마실 수 있다면 위 도표를 이용하여 적절한 고형식을 시도해 본다.

최근 들어 프로바이오틱스가 점점 대세로 자리잡고 있다. 충분한 양을 사용한다면 설사가 좋아지는 데 도움이 되기도 하지만, 프로바이오틱스를 둘러싼 연구들은 아직 명확한 결론이 나지 않았다는 사실을 명심할 필요가 있다. 프로바이오틱스 자체 때문에 병이 생길 가능성을 포함하여 완전히 안전하다고도 볼 수 없다. 따라서 지금으로서는 건강한 세균을 고농도로 함유한 플레인 요구르트를 먹이는 것이 안전한 대안이라고 볼 수 있다.

구토/설사병에는 항생제를 써서는 안 된다

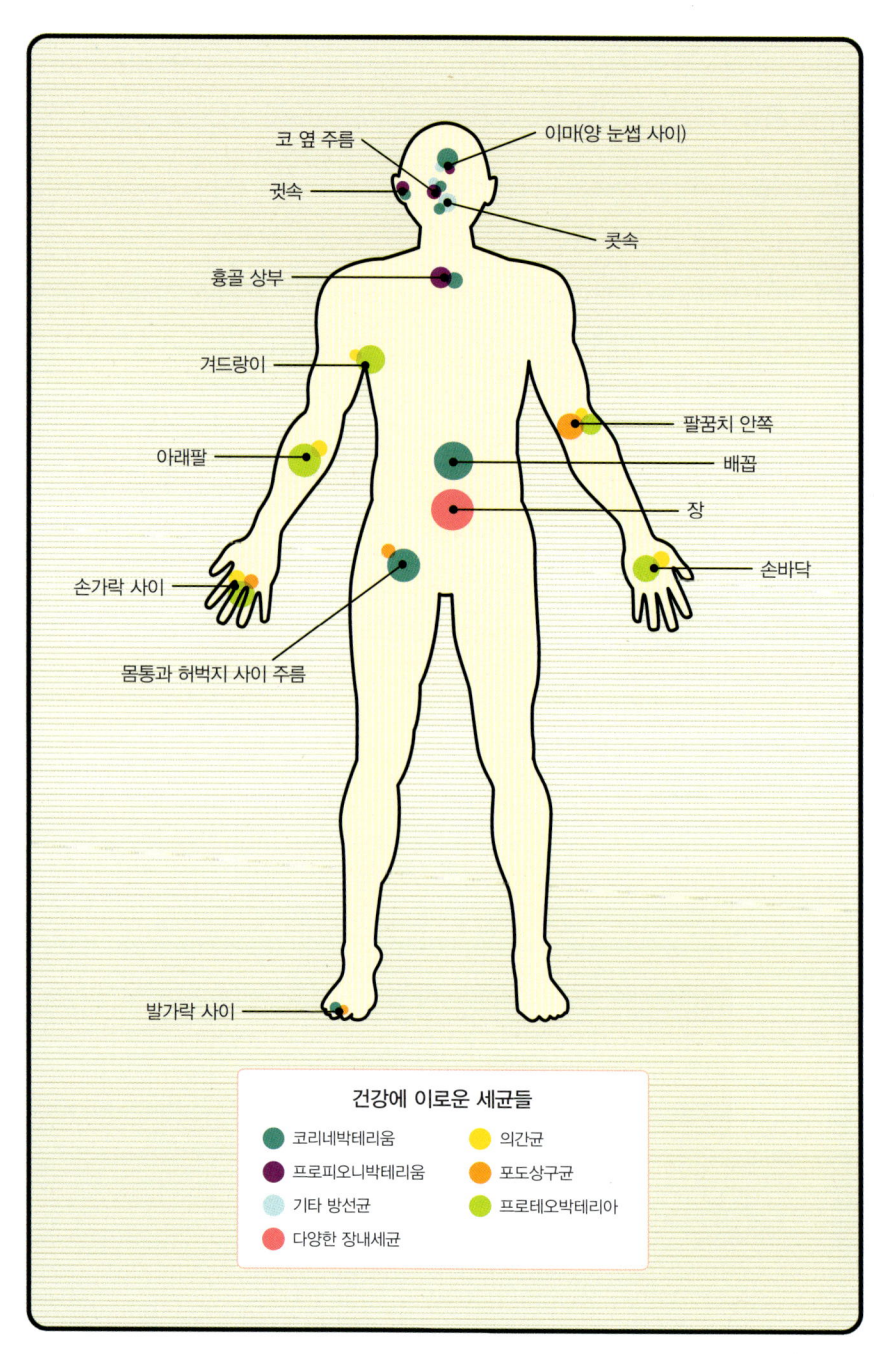

지금쯤 독자들은 항생제가 바이러스성 질병에 도움이 되지 않는다는 사실을 확실히 알았을 것이다. 구토/설사를 일으키는 병은 대부분 바이러스성 질환이지만 아직도 설사 환자에게 항생제를 처방하는 의사들이 있다. 설사를 일으키는 병 중에는 세균에 의해 생기는 병도 있다는 이유에서다.

세균성 설사가 있는 것은 사실이다. 하지만 세균성 설사는 설사 중 극히 일부에 지나지 않는다. 더 중요한 사실은 세균성 설사라 해도 아주 예외적인 경우를 제외하고는 항생제를 쓰지 않는다는 점이다. 대부분의 세균성 질환은 항생제로 치료해야 하지만, 일반적으로 세균성 위장관염에는 항생제를 쓰지 않는다.

우리 장 속에는 소화와 건강에 도움이 되는 유익균이 많이 살고 있다. **항생제를 복용하면 나쁜 세균과 함께 건강에 유익한 세균까지 모두 죽어 버린다.** 장기적으로 보면 이로 인해 회복 과정이 오히려 늦어진다.

지사제를 쓰면 위험할 수 있다

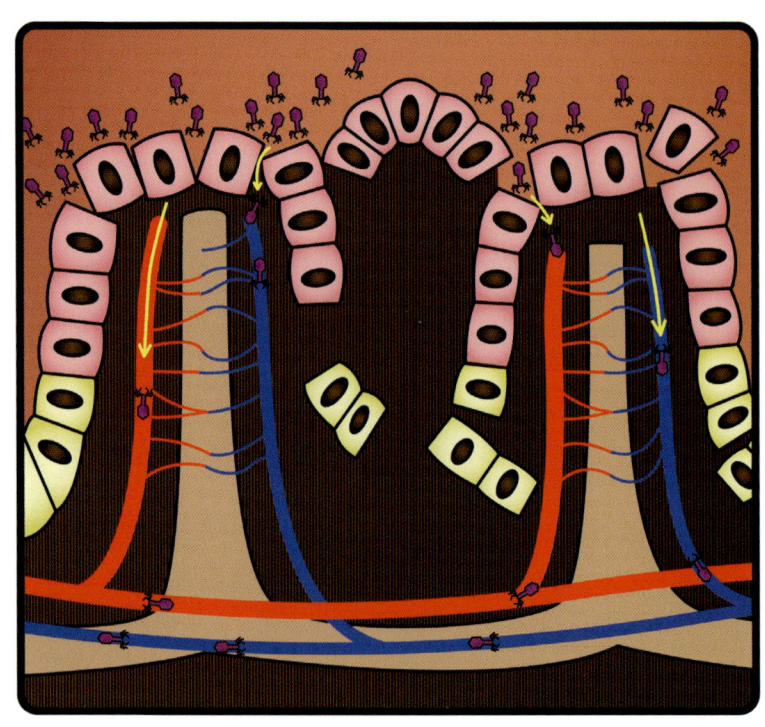

약국에 가면 지사제를 팔지만, 지사제는 일반적으로 권하지 않는다. 우리 장은 섭취한 음식에서 모든 영양소를 흡수한 후, 남은 찌꺼기를 파동형 운동을 통해 아래로 밀어낸다. 이렇게 자연스러운 장 운동을 연동운동이라고 한다. 지사제를 복용하면 장의 연동운동이 느려진다.

장의 연동운동이 느려지면 설사가 뜸해지므로 병이 낫는 것처럼 보이지만, 이것은 치유되지 않은 문제를 감추는 꼴이 된다. **사실 설사를 통해 몸속에 있는 위장관염 바이러스를 빨리 밖으로 내보내는 것이 회복에 더 도움이 된다.**

지사제는 바이러스를 몸밖으로 내보내는 과정을 늦출 뿐이다. 바이러스나 세균이 장 속에 오래 머물수록 병원체가 혈관을 침입하여 다른 신체 부위로 퍼지고, 더 큰 문제를 일으킬 가능성이 높아진다.

바이러스성 위장관염을 앓고 나면 위마비가 생길 수 있다

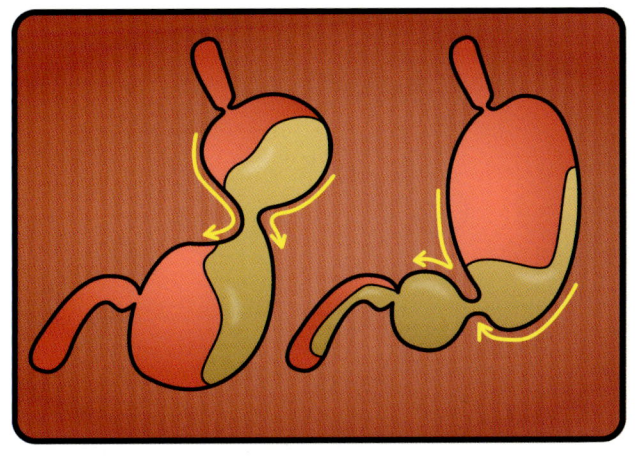 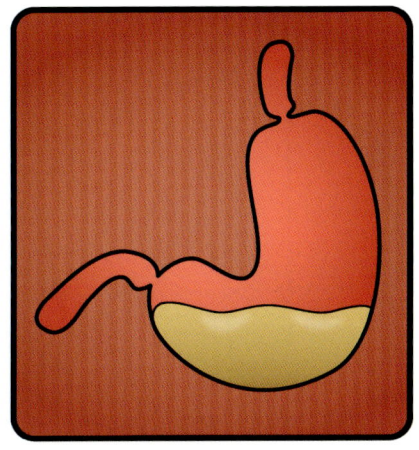

정상 연동운동　　　　　　　　위마비

아주 흔하지는 않지만 구토가 이틀 이상 지속되거나, 멎고 난 후 며칠 뒤에 다시 시작되는 경우가 있다.

우리의 위와 장은 연동운동이라는 근육 운동을 통해 소화관 내에서 음식을 이동시킨다. **다른 부위의 근육과 마찬가지로 위나 장도 바이러스 감염으로 인해 손상되거나 지치면 기능이 떨어질 수 있다.**

이렇게 위가 지친 상태를 위마비라고 한다. 위의 근육이 지쳐 연동운동이 적절히 일어나지 않으면 음식이 아래로 내려가지 못하고 위 속에 머물러 있게 된다. 결국 구토가 반복된다.

위마비가 생기면 위장관염이 시작될 때와 마찬가지로 어린이가 너무 많은 체액을 잃어버리고 탈수되지 않는지 관찰해야 한다. 잘 노는지, 소변량이 얼마나 되는지에 주의를 기울여야 한다는 뜻이다.

탈수되었을지도 모른다는 생각이 들면 빨리 의사에게 보여 정맥주사나 입원이 필요한지 판단해야 한다. 대부분의 위마비는 경구용 전해질 용액을 올바른 방법으로 먹이기만 해도 시간이 지나면 저절로 회복된다.

구토가 너무 심할 때 생각해야 할 문제들

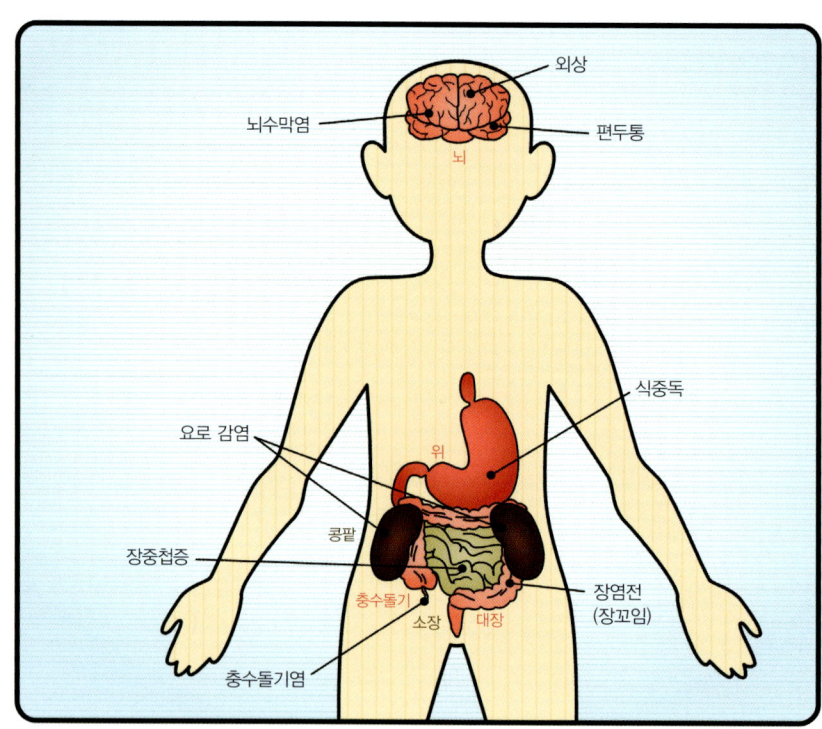

구토가 항상 위장관염 바이러스에 의해 생기는 것은 아니다. **증상에 따라 단순히 위장관염인지, 보다 심각한 병인지 가려내야 적절한 치료를 시작할 수 있다.**

어린이를 즉시 의사에게 보여야 하는 경우는 아래와 같다.

1. 초록색 담즙을 토할 때(형광을 띤 것처럼 보이는 녹황색 구토)
2. 피 섞인 구토
3. 피 섞인 설사
4. 24시간 내에 6번 이상 토할 때
5. 심한 복통(특히 우하복부)
6. 의식이 혼미할 때
7. 달랠 수 없을 정도로 보챌 때
8. 소변 볼 때 아프거나 소변에서 악취가 날 때

기저귀 발진을 예방하려면 잘 말려야 한다

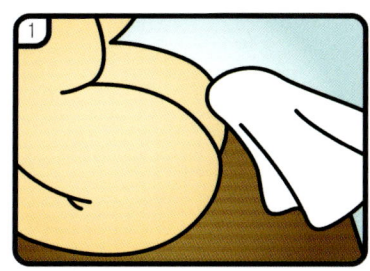

대변을 보고 나면 기저귀 부위를 따뜻한 물이나 화학약품이 들어 있지 않은 물수건으로 깨끗이 닦는다.

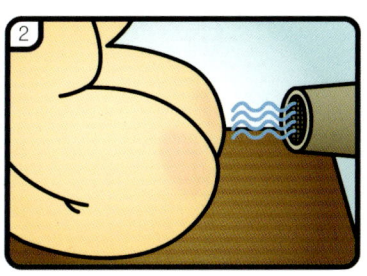

기저귀를 채우지 않은 상태로 5분간 자연 건조시키거나, 헤어드라이어를 찬바람 쪽으로 맞춘 후 완전히 건조될 때까지 틀어준다.

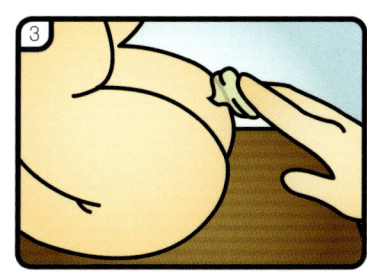

완전히 말린 후 기저귀 발진 크림이나 바셀린을 두텁게 발라준다.

설사병을 앓고 난 후 가장 흔히 생기는 부작용은 기저귀 발진이다. 설사는 수분이 많은 데다 보통 산성이기 때문에 피부에 자극이 된다.

기저귀 발진은 설사가 완전히 좋아지기 전에는 완치시키기 힘들다. 그러나 위의 그림대로 하면 어느 정도 조절하는 데 도움이 될 것이다. 헤어드라이어를 사용한다면 반드시 찬바람 쪽으로 맞추어 화상을 입지 않도록 해야 한다. **설사가 가라앉으면 기저귀 발진도 가라앉게 마련이다.**

위의 방법처럼 했는데도 피부가 많이 상하거나 발진이 더 심해지는 것 같다면 의사를 찾는 것이 좋다.

캔디다(진균성) 기저귀 발진

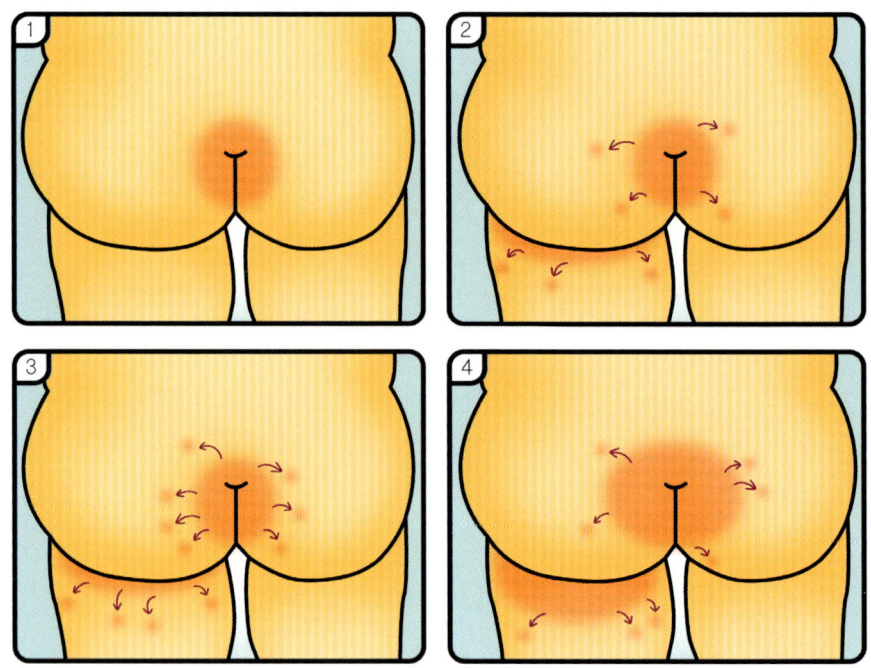

기저귀 발진이 생긴 후 캔디다라는 진균(곰팡이) 감염이 겹쳐 발진이 더 심해지는 경우가 있다.

캔디다에 의한 발진은 감염병이다. 산성 대변에 의해 피부가 자극받아 생기는 단순 기저귀 발진과 다르다. 적절히 치료하지 않으면 시간이 갈수록 주위로 퍼져간다. 캔디다에 의한 발진은 항진균 크림으로 치료한다.

캔디다 기저귀 발진과 단순 기저귀 발진을 구분하는 두 가지 징후가 있다. 첫째는 피부 주름 속에도 발진이 생겼는지 보는 것이다. 진균은 보통 피부 주름 속까지 파고 들어 발진을 일으키지만, 단순히 자극에 의한 발진이라면 주름 속에는 생기지 않는다.

둘째는 기저귀 발진 주변으로 위성 병변이 있는지 보는 것이다. **캔디다 발진은 주변으로 작은 위성 병변들을 만들면서 퍼져 나간다.** 위성 병변들은 점점 커져 주 병변과 합쳐지기 때문에 전체적으로 발진이 점점 커진다.

이것만은 기억합시다

- 위장관염 바이러스는 장 점막 융모를 손상시키기 때문에 회복되는 데 시간이 필요하다.
- 보통 구토는 1~2일간, 설사는 1~2주간 지속된다.
- 몸의 수분과 탈수를 이해하려면 우리 몸을 "물로 가득찬 상자"라고 생각하는 것이 편리하다.
- 지사제를 써서는 안 된다. 위장관염이 오히려 더 오래 지속되기 때문이다.
- 항생제를 써서는 안 된다. 바이러스 질환에는 전혀 도움이 되지 않을뿐더러 장 속에 사는 유익균을 죽이기 때문이다.
- 경구용 전해질 용액을 올바른 방법으로 사용하면 정맥 주사로 수액을 맞는 것만큼 효과적이다.
- 위마비(위장관 근육의 피로) 때문에 토하는 기간이 길어질 수 있다.
- 기저귀 부위를 잘 말리면 설사로 인한 기저귀 발진을 예방하고 치료하는 데 도움이 된다.
- 피부 주름 속이 침범되었는지와 위성 병변이 있는지를 보면 캔디다에 의한 기저귀 발진인지 아닌지 구분할 수 있다. 캔디다가 원인이라면 항진균 크림을 써야 한다.
- 구토는 위장관염보다 훨씬 심각한 병 때문에 생길 수 있다. 그런 병을 시사하는 증상이 나타나면 반드시 의사를 찾아야 한다.

구토와 설사는 어린이에게 아주 흔한 병이지만 경구용 전해질 용액만으로 대개 완전히 회복되며 더 이상의 조치가 필요한 경우는 드물다. 경구용 전해질 용액을 사용하는 법을 잘 익혀두면 대부분의 위장관염을 집에서 치료할 수 있다.

위장관염에서 가장 중요한 것은 어린이에게 적절한 수분을 공급하는 것이다. "물로 가득찬 상자"에 들어오는 물보다 나가는 물이 많아서는 안 된다.

자녀가 구토하는 모습을 보면 겁이 나고 위험해 보이지만,
대부분 보조적 치료만으로도 빠른 속도로 회복한다.

RETURNING TO SCHOOL AFTER A SICKNESS

• 제8장 •

아픈 뒤에는 언제 학교에 갈 수 있을까?

어린이가 병에서 회복되고 나면 언제 다시 어린이집이나 학교에 보낼 것인지 생각해야 한다. 병원체가 어떻게 전파되는지와 전염력이 얼마나 큰지를 과학적으로 이해하면 다른 어린이들이 병에 걸리지 않도록 보호하면서도 결석과 부모의 결근을 줄이는 데 도움이 된다.

학교에서도 과학적 원리에 따라 원칙을 잘 정해두면 심각한 질병의 유행을 막으면서도 모든 어린이에게 최대한의 교육 기회를 줄 수 있다. 감기와 위장관염 바이러스는 어디에나 있고, 너무나 많기 때문에 적극적인 방역 활동을 한다고 해서 큰 효과를 보기는 어렵다. 애석하게도 학교 복귀 원칙은 과학적인 연구를 근거로 하기보다는 지나치게 제한하는 쪽으로 흐르는 경향이 있다.

어린이집이나 유치원도 마찬가지다. 과학적인 근거보다 일종의 "불문율"에 의존하는 경우가 많은데, 그중 많은 것이 예로부터 전해오는 상식이나 개인의 감에서 비롯된 것이다.

일반적으로, 기침이나 콧물 또는 횟수가 많지 않은 설사 등 가벼운 증상이 있는 어린이는 집에 머물 필요가 없다. 예정된 활동을 할 수 있을 정도로 활력이 있다면 학교나 어린이집에서 친구들과 어울려 놀도록 해야 한다.

흔한 바이러스 질환에서는 아픈 어린이를 격리한다고 해서 얻을 수 있는 이익이 크지 않다. 병원체의 전파를 막는 데 따른 이익보다 어린이가 학교에서 얻는 교육적 이익이 훨씬 크다.

병을 앓고 있을 때는 물론 그 전후로도 병원체를 전파시킬 수 있다

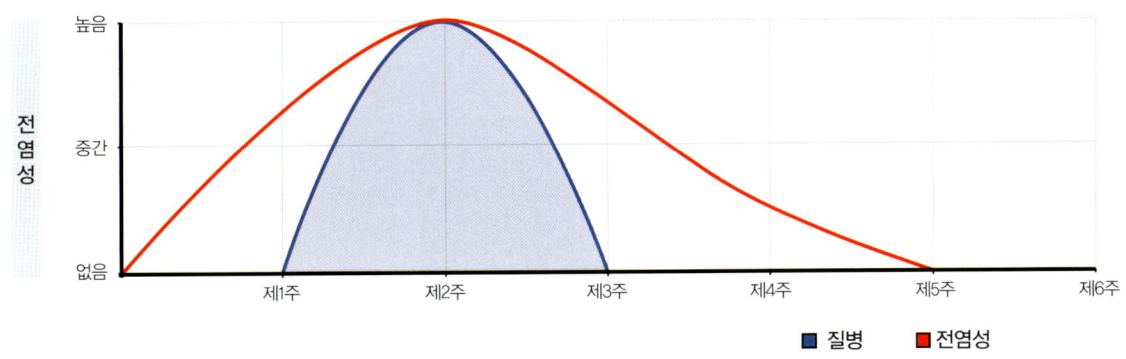

겉으로 보아 아픈 것이 확실한 사람들만 병원체를 전파시킨다면 문제가 훨씬 간단할 것이다. **그러나 질병을 앓는 동안은 물론 실제로 아프기 전이나 심지어 완전히 회복한 뒤에도 병원체를 전파시킬 수 있다. 겉으로 드러나는 증상이 있느냐 없느냐가 그리 중요하지 않다는 뜻이다.**

때때로 완전히 건강을 회복한 뒤에도 수주 동안 병원체를 퍼뜨릴 수 있다. 이런 이유로 가장 신중한 부모, 가장 주의 깊은 학교, 가장 엄격한 원칙도 병원체의 전파를 완전히 막을 수는 없다.

그렇다고 아무 일도 할 수 없다는 뜻은 아니다. 손을 잘 씻고, 기침할 때는 소매로 입을 막는다든지 하는 위생 습관을 실천하는 것은 학교 전체에 병원체의 확산을 막을 수 있는 좋은 방법이다. 그러나 병원체의 전파를 줄일 수 있을 뿐, 그 가능성을 완전히 차단할 수는 없다.

분비물이 많을수록 전염력이 높다

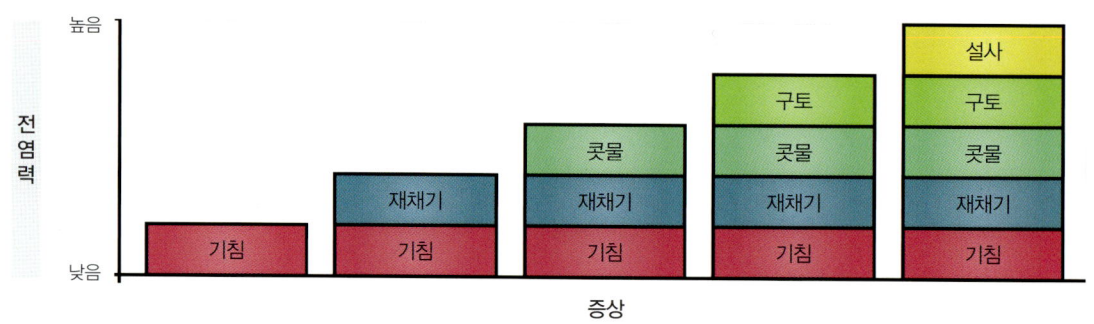

일반적으로 아프다고 느끼는 동안의 전염력이 가장 높다. 기침이나 재채기를 할 때는 몸에서 나오는 체액이 작은 물방울이 되어 주변에 흩어지는데, 병원체는 거기에 실려 주변 사람들을 감염시킨다. **몸에서 분비되는 체액의 양이 많을수록 전염력이 높다(콧물, 가래, 점액, 구토물, 눈꼽, 침, 설사 등).** 보통 병이 최고조에 달했을 때 분비물의 양 역시 최고조에 달한다. 그러나 어린이가 실제로 아프기 전과 회복된 후에도 적은 양이지만 병원체가 주변으로 전파된다는 사실을 염두에 둘 필요가 있다.

많은 병원체와 마주칠수록 면역계는 점점 강해진다

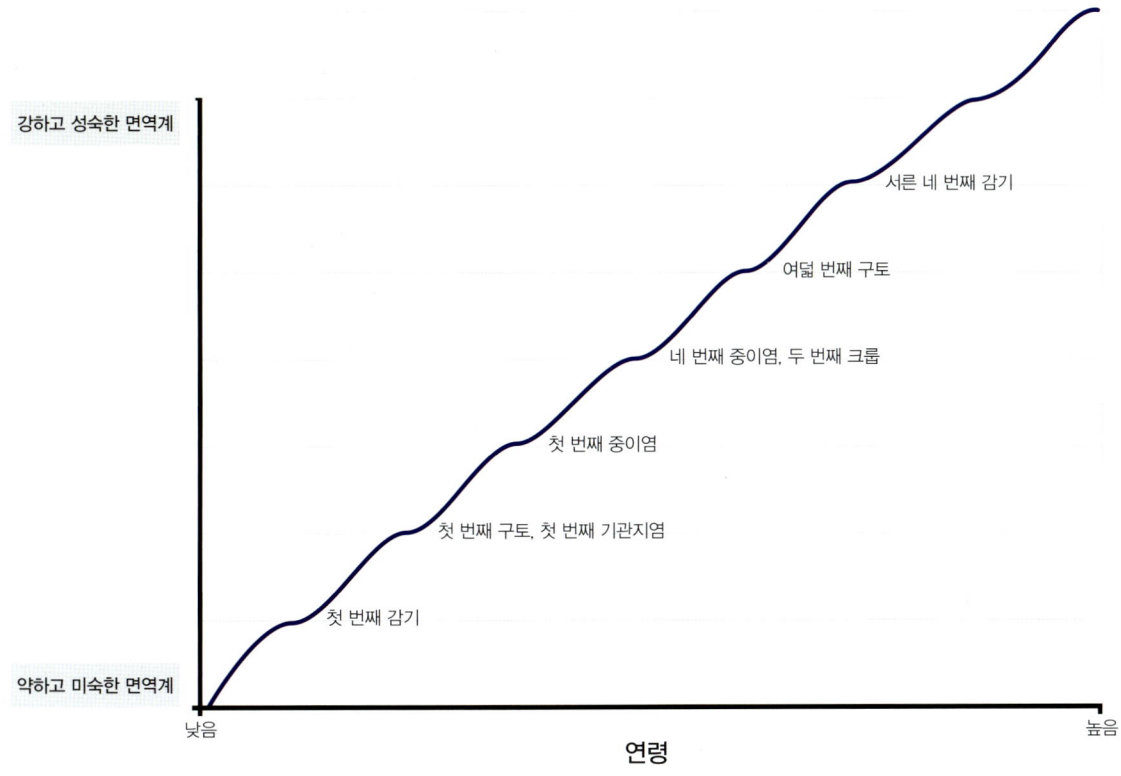

　설사 어린이의 모든 병을 예방할 수 있다고 해도 그렇게 해서는 안 된다. 어린이의 면역계 속에서는 수많은 요소들이 건강한 몸을 유지하기 위해 복잡한 상호작용을 일으킨다.
　기초 체력 훈련을 받는 병사들처럼 면역계 또한 수많은 전투를 거치면서 보다 강하고 현명해진다.
　경험이 부족하여 면역계가 충분히 활성화되지 못하면 오히려 심각한 결과를 초래할 수 있다. 충분히 활성화되지 못한 면역계는 나태해지고 기능이 떨어져 자가면역질환이나(면역계가 자신의 몸을 공격하는 병) 알레르기 등 다른 문제를 일으킬 위험이 높다는 사실이 수많은 연구를 통해 계속 입증되고 있다.

미국 소아과학회 가이드라인 요약

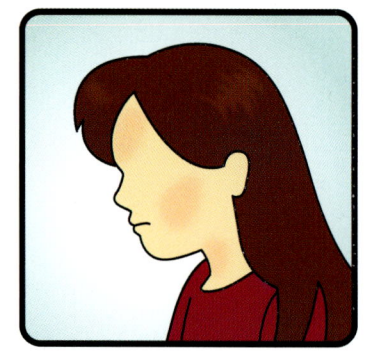 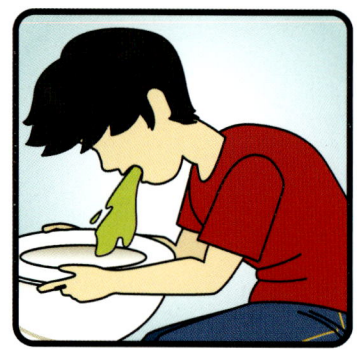 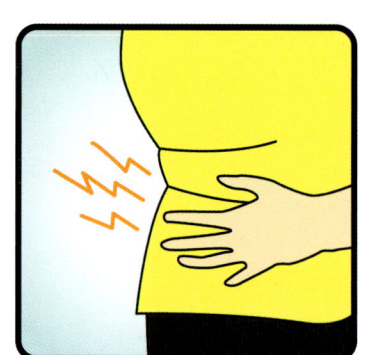

감기, 위장관염, 수족구 바이러스 등의 병원체는 매우 흔하지만 심각하지는 않다. 이런 병원체는 말 그대로 없는 곳이 없기 때문에 엄격한 격리 조치를 취한다고 해서 전파를 막기 어렵다. 모든 어린이가 생후 몇 년간 이런 바이러스에 몇 번씩 감염되게 마련이다.

흔하지는 않지만 훨씬 심각한 병을 일으키는 병원체도 있다. 다행히 이런 병원체들은 공중보건 관점에서 통제하기가 더 쉽기 때문에 보다 엄격한 전염 방지 조치를 취할 필요가 있다.

미국 소아과학회에서는 부모와 학교들을 위해 언제까지 어린이를 집에서 보살펴야 하는지에 대해 자세한 가이드라인을 마련했다. 간략한 증상 목록을 소개한다. 이런 증상 중 하나라도 있다면 학교에 가지 말고 집에 머무르거나 의사를 만나야 한다.

- 발열 – 행동이 변하거나 다른 증상이 동반될 때(목이 아프거나 귀가 아픔, 발진, 구토, 설사 등)
- 설사(잦은 물설사나 점액성 설사) – 평소 배변 횟수보다 하루 2회 이상 늘어나거나 기저귀가 설사로 넘칠 때

- 피가 섞인 대변 – 음식물을 바꿨거나 약물로 인한 것, 또는 딱딱한 대변으로 인한 것이 아닐 때
- 구토 – 24시간 동안 2회 이상
- 발진이 동반되는 발열
- 열이 나면서 목이 아프고 림프선이 붓거나 입속에 궤양이 생겨 침을 많이 흘릴 때
- 심한 기침 – 얼굴이 벌겋게 달아오르거나, 파래지거나, 기침한 후 크고 높은 소리를 내며 숨을 들이쉴 때
- 지속성 복통(2시간 이상) 또는 간헐적이지만 다른 증상이나 징후가 동반되는 복통
- 기타 중한 병의 징후(많이 보챔, 축 처질 정도로 피곤함, 보호자가 어린이를 제대로 돌볼 수 없을 정도로 궁핍함)
- 조절할 수 없는 기침이나 천명음, 한시도 쉬지 않고 울거나 호흡 곤란이 동반되는 경우

이것만은 기억합시다

- ✓ 어린이들은 병을 앓는 중에는 물론, 앓기 전이나 회복된 후에도 병원체를 전파시킬 수 있다.
- ✓ 분비되는 체액이 많을수록 전염력이 높다.
- ✓ 흔한 병원체들은 어디에나 있기 때문에 완벽하게 격리시킨다는 것은 불가능하다.
- ✓ 미국 소아과학회 가이드라인을 참고하면 어린이를 격리시켜야 할지 판단하는 데 도움이 된다.
- ✓ 어린이의 면역계는 질병에 자주 걸릴수록 더 튼튼해지며, 향후 자가면역질환이나 알레르기 등이 생길 위험을 낮추는 데 도움이 될 수 있다.

언제 어린이를 다시 학교에 보낼 것인지 결정하려면 부모, 학교, 의사 간에 원활한 의사소통이 필요하다.

언제 학교를 다시 보낼 수 있는지 결정하는 것은 심각한 질병의 유행을 방지하고, 어린이의 교육 기회를 최대한 보장하며, 부모의 결근 일수를 최소화하는 데 중요하다.

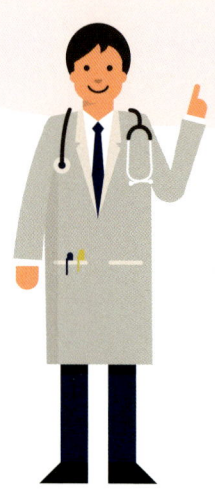

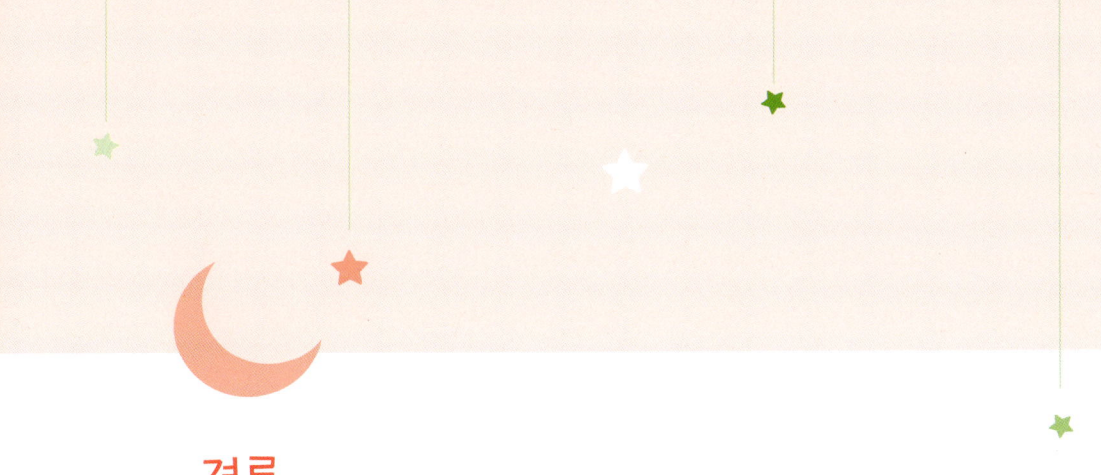

결론

어린이 건강과 질병에 관해 기초적인 지식과 개념만 알아도 의사와 더욱 보람 있고 실질적으로 도움이 되는 대화를 할 수 있다. 어쩌면 불필요하게 병원을 찾는 일도 줄어들고, 귀중한 시간과 비용을 아끼는 데도 도움이 될 수 있을 것이다.

물론 반드시 의사를 만나 약이나 치료를 처방받아야 하는 경우도 있다. 그러나 모든 어린이는 따뜻한 보살핌과 주의 깊은 관찰을 받을 수만 있다면 조금 시간이 걸리더라도 결국 회복하는 것이 보통이다.

어린이의 건강을 위해 한 가족과 주치의가 좋은 관계를 맺는 것만큼 중요한 일은 없다. 이 책이 부모와 의사 간에 상호 이해를 돕고 이미 형성된 신뢰 관계를 더욱 강하게 다져주기를 바란다.

나는 모든 환자와 가족들을 사랑한다. 그들도 나를 사랑하기를!
그리고 그들이 의사를 찾기보다 집에서 가족들과 함께 편안한 휴식을 취하기를!

저자

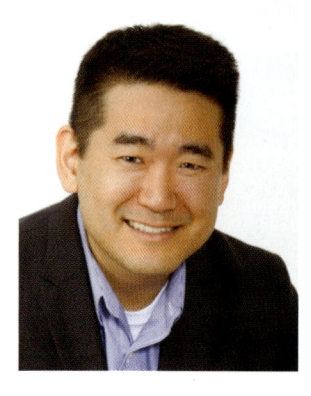

피터 정Peter Jung은 1973년 뉴저지 주 퍼세이크Passaic에서 태어났지만, 삶의 대부분을 텍사스 주 휴스턴Houston에서 살았다. 2002년 아버지의 뒤를 이어 소아청소년과 전문의가 되었다. 2004년 함께 진료하던 아버지가 은퇴한 후, 블루 피시 소아청소년과Blue Fish Pediatrics를 설립하여 현재 휴스턴 지역 내 세 곳의 병원에서 13명의 의료인이 진료하는 규모로 키웠다.

또한 휴스턴에 있는 텍사스 의과대학 소아청소년과의 조교수로서 자신의 클리닉에서 레지던트, 의과 대학생, 간호학과 학생들을 가르치고 있다. 소아청소년과의 중요한 주제들에 대해 몇몇 지역 잡지에 기고하는 한편, 지역 및 전국 뉴스 프로그램에 출연하여 대담한 바 있으며, 부모들을 대상으로 한 교육 프로그램에 강사진으로 참여하기도 했다.

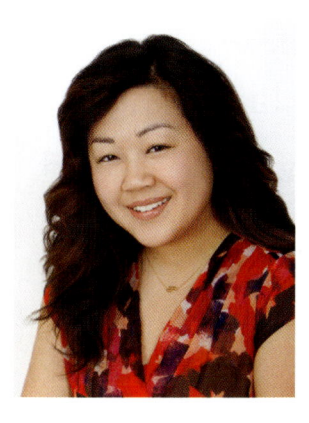

일러스트레이터

베키 서 김Becky Seo Kim은 캘리포니아 주 마운틴 뷰Mountain View에서 태어났다. 삶의 절반은 캘리포니아에서, 나머지 절반은 텍사스에서 살았다 (이 점을 매우 자랑스럽게 생각한다).

2005년 아메리칸 인터컨티넨탈 대학 시각커뮤니케이션과를 졸업한 후 마케팅 분야에서 그래픽 디자이너로 일해왔다. 파파이스Popeye's, 푸드러커스Fuddruckers 등의 웹 사이트와 디지털 광고 작업을 했다. 이 책은 그녀의 첫 번째 출판 일러스트레이션 프로젝트이다.

소아과에 가기 전에

1판 1쇄 인쇄 2019년 6월 1일
1판 1쇄 발행 2019년 6월 1일

지은이 피터 정(Peter Jung)
일러스트 베키 서 김(Becky Seo Kim)
옮긴이 서울아동병원 의학연구소
발행인 원경란
기 획 강병철
편 집 양현숙
디자인 노지혜
펴낸곳 꿈꿀자유 서울의학서적

주소 제주특별자치도 제주시 국기로 14 105-203
전화 편집부 010-5715-1155 ㅣ 마케팅부 070-8226-1678 ㅣ 팩스 0505-302-1678
이메일 smbookpub@gmail.com
홈페이지 www.smbookpub.com
등록 2012. 05. 01 제 2012-000016호
ISBN 979-11-87313-27-4 (13510)

* 이 책은 꿈꿀자유 서울의학서적이 저작권자와의 계약에 따라 발행한 것이므로 출판사의 서면 허락없이는 어떠한 형태나 수단으로도 이 책의 내용을 이용할 수 없습니다.
* 잘못된 책은 구입하신 서점에서 바꾸어드립니다.
* 값은 표지에 있습니다.